空気と水と放射線

切ろうにも切れない放射線との関係

下　道國

藤田医科大学大学院客員教授

医療科学社

●● はしがき ●●

　放射線の一種であるエックス線（X線）が1895年にW. C. レントゲンによって発見されてから，すでに124年が経とうとしています。1900年を挟んだ十数年間は，放射線に関係する発見が相次ぎ，それらの業績にノーベル賞がそれぞれ授与されました。その後も放射線関連での受賞は続き，その意味では，20世紀の科学の一端は放射線を中心として発展してきたといっても過言ではないでしょう。また，放射線の応用利用も，学術の領域をはじめとして，医療，製造業，非破壊検査，農業，食品などさまざまな分野で行われてきていて，一般にはあまり意識されていませんが，今や放射線は私たちの日常生活においても欠かせないものになっています。

　利用による便益の一方で，放射線被ばくによる身体的な影響が，放射線の発見後間もなくそれを扱う技術者や医師にみられました。しかし，防護の考えが進み，現在では通常時の取扱いでは，被ばくによる健康影響はみられない状況になっています。

　そうしたなか2011年3月11日は，日本人にとっては生涯忘れがたい日となりました。千年に一度あるかないかのマグニチュード9.0の大地震と，それに伴って発生した未曾有の大津波，そして，その津波を直接の引き金として東京電力福島第一原子力発電所の最悪の事故が起こったのでした。この原子力発電所の事故で環境中に漏出した放射性物質によって，あらためて放射線への恐怖が，日本はもちろん世界中に蔓延したのです。

　2019年の今日，日米戦争の勃発から4年後の1945年に広島・長崎に原子爆弾が投下されてから74年の年月が経ちます。また，1999年9月30日に発生したJCOの臨界事故からちょうど20年になります。原爆は，世界で唯一の市民への投下であり，JCO事故が，民間ではこれまでに経験したことのない臨界事故でした。そして，今回の3基もの原子力発電所の炉心溶融と原子炉建屋の水素爆発に伴う大量の放射性物質の漏出は，軍用ではない民生用原子炉の事故として，チェルノブイリ原発事故を上回る前代未聞の事例となりました。わが国で起こったこれら3つのできごとは，戦争，人為ミス，天災とそれぞれ引き金は異なりますが，いずれも知恵と慎重さ，謙虚さがあれば防げたはずです。特に，JCO事故に続く今回の事故は，先進国・技術立国として何事にも慎重なはずの日本で生じたもので，言葉にできないほどの無念さが募ります。

i

これら３つのできごとが社会に与えた影響はたいへんなものですが，放射線そのものの影響の大きさはそれぞれに異なります。原爆は，爆心地付近では核爆弾による高熱と高線量の瞬間の被ばくによって多くの人が命を落とし，生き残った人も身体的な影響だけでなく，精神的・社会的な影響により苦しんできました。その意味で，放射線が及ぼした影響は深刻であるといえます。JCO事故では，不幸中の幸いとでもいいましょうか，一般公衆への身体的影響はありませんでしたが，風評被害など社会的な影響が残りました。福島原発事故では，現時点で，被ばく線量はごく一部の人を除いて10ミリシーベルト（mSv）以下と推定されており，身体的影響はみられないとされています。しかし，初期の被ばく線量を正確に見積もることが難しく，多くの人が低い線量を浴びているため，長期的な検査が継続されることになっており，十分な調査・検査が望まれるところです。また，風評被害や移住に伴う精神的な苦痛も大きな問題で，これへの真摯な対応も必要です。

　この福島原発事故が大きな要因となって，現在，原子力発電はもとより，原子力の利用そのものが問われ，多くの人によって忌避される雰囲気にあることは間違いないでしょう。その理由は，エネルギー密度の極めて高い核分裂そのものにあるのではなく，核分裂現象の結果として発生する放射線にあることは間違いありません。多くの一般市民には，放射線と聞くだけで恐怖を抱き，それを避けようとする意識のあることは，さまざまな調査やメディアによる報道から強くうかがえます。それは，放射線が五感に感じられないことがおそらく大きな要因の１つと考えられますが，私たちの人体への放射線の影響についての量的な面での理解，つまり「どれぐらいであれば，どのような影響がある」ということの理解が的確になされていないことが最大の理由なのではないでしょうか。

　放射線の健康影響について，今ほど，関心が集まっているときはないでしょう。普段は関心がほとんど持たれていませんが，最初に述べたように，放射線は，医療での診断・検査や治療，工業利用，非破壊検査，航空機搭乗での検査，食品照射など，日常において多方面で使用されていますので，わずかですが，それに伴う被ばくが生じています。放射線の人体への影響は，このような日常的な使用でも，前述の３つのできごとにおいてもその影響の内容は全く変わらず，変わるのは量による程度の違いだけです。

　その場合に考慮しなければならないことは，単位時間にどれだけ浴びたかという「線量率」と，総量としてどれだけ浴びたかという「線量」です。これが同じであれば，浴びた原因が原発事故であろうが，検査であろうが，あるいは

また医療であろうが，生物として受ける影響は同じです。そのため，この線量と影響との関係を知ることが最も重要ということになります。放射線と聞くだけで拒否反応を起こすのではなく，このことを理解して，放射線に対して冷静に対処したいものです。

　それにしても，これまで放射線に関する科学的な基礎，特に人体への影響についてどれだけ教育・啓発され，そして知らされてきたでしょうか。それはあまりにも希薄であったように思えます。

　本書では，放射線について，基礎的な重要事項はもちろんですが，それよりも線量の意味するところ，さまざまな線量，放射線が人体に与える影響のメカニズム，またさまざまなリスクと放射線のリスクとの比較など，多くの書籍や雑誌の記事なども参考にしながら記しました。そして，私たちが日ごろ持っている放射線に対する懸念などについて，感想を交えて私の考えも述べています。読者の皆様のご感想などがいただければたいへんありがたく思います。

　なお本書は，以下に公表した個別の論評などを集めて整理し直し，加筆および修正を加え，表現の仕方も変えてまとめたものです。

第 1 章　空気清浄，第 49 巻第 3 号（2011）改変
第 2 章　ESI-NEWS, Vol.33, No.2（2015）改変
第 3 章　健康文化，第 49 号（2014）ほぼそのまま
第 4 章　健康文化，第 46 号（2011）改変
第 5 章　健康文化，第 47 号（2012），環境技術，Vol.40, No.5（2011）
　　　　改変
第 6 章　ESI-NEWS, Vol.32, No.5（2014）改変
第 7 章　ESI-NEWS, Vol.33, No.4（2015）改変
第 8 章　保健物理，51（2016）ほぼそのまま
第 9 章　消防科学と情報　Vol. 116（2014），ESI-NEWS, Vol. 32, No.5
　　　　（2014）改変

●●目 次●●

はしがき ———————————————————— i

目 次 ———————————————————————— iv

第1章 放射線って何だ

はじめに ———————————————————————— 1

1 基本的な用語 ——————————————————— 1

　　1) 放射線・1

　　2) 放射性物質・3

　　3) 放射能・3

　　4) 核種・4

　　5) 放射線量・4

　　6) 飛程と遮蔽・減衰・4

　　7) 半減期・6

2 主な単位 ———————————————————— 8

　　1) エレクトロンボルト（eV）・8

　　2) ベクレル（Bq）・8

　　3) グレイ（Gy）・9

　　4) シーベルト（Sv）・9

コラム① 原子の要素と構造 ————————————— 10

第2章 線量って何だ

はじめに ———————————————————————— 11

1 線量に関連する用語 ————————————————— 12

　　1) 吸収線量・12

　　2) 等価線量・12

　　3) 実効線量・12

　　4) 預託線量・13

　　5) 1 センチメートル線量当量・13

6）放射線加重係数・14

7）組織加重係数・15

2　外部被ばくによる線量 ——————————————————— 15

3　内部被ばくによる線量 ——————————————————— 16

1）体内一様分布の場合・17

2）体内分布が一様でない場合・17

4　具体的な線量の算定 ————————————————————— 17

1）体外から放射線を受ける場合（モニタリングデータの例）・17

2）放射性元素が体内全体に分布する場合（セシウムの例）・18

3）一部の臓器・組織にだけ存在する場合（ヨウ素の例）・18

4）呼吸器官の場合（ラドンの例）・19

5）皮膚に付着した場合・20

6）まとめ・21

おわりに ———————————————————————————— 23

コラム②　照射線量 ——————————————————————— 24

第3章　1ミリシーベルトってどんな意味があるのか

はじめに ———————————————————————————— 25

1　世間がみる1 mSv ——————————————————————— 25

2　飲食品の規制基準の1 mSv/y ————————————————— 26

3　除染目標の1 mSv/y —————————————————————— 27

4　公衆被ばくの線量限度1 mSv/y と防護基準 ———————————— 28

5　1 mSv/y の由来 ———————————————————————— 29

6　1 mSv/y は安全レベルか ———————————————————— 31

7　1 mSv の生物学的意味 ———————————————————— 32

おわりに ———————————————————————————— 34

第4章　自然放射線とそれによる線量

はじめに ———————————————————————————— 35

1　自然放射性物質とは —————————————————————— 35

2　自然の中の放射性元素 ————————————————————— 37

v

3	自然放射線による日本人の被ばく線量	39
4	データ収集や地域・場所による違い	41
5	ラドン含有温泉	42
6	ラドン含有温泉の被ばく線量	45

おわりに ——— 46

コラム③　NORM ——— 47

第5章　福島原発事故による線量

はじめに ——— 49

1　福島原発事故での被ばく線量 ——— 50

2　さまざまなケースの線量 ——— 52
- 1）放射性雲（放射性プルーム）を吸入したとき・52
- 2）雨に濡れたときの皮膚・53
- 3）放射能汚染イワシ 200g を食べた・54
- 4）毎日摂取しているカリウム・55
- 5）児童が土を誤飲した・56
- 6）野焼きとどんど焼き・57

3　自然放射線による線量の比較 ——— 60

おわりに ——— 61

コラム④　原子力事故 ——— 63

第6章　放射線の健康影響を正しく理解しよう

はじめに ——— 65

1　放射線の生体への影響 ——— 65
- 1）生体影響のメカニズム・65
- 2）確定的影響と線量・67
- 3）確率的影響と線量・68
- 4）外部被ばくと内部被ばく・70

2　共存するさまざまなリスク ——— 71

おわりに ——— 73

コラム⑤　ホルミシス ——— 74

第7章　放射線のリスクとはどれぐらいのものか

はじめに ———————————————————————— 75

1　個々の物質のヒトへの影響 —————————————————— 75

    1）ヒ素・75

    2）青酸・76

    3）食塩・77

    4）ヨウ素・77

    5）ビタミンA（レチノール）・78

    6）カフェイン・78

    7）放射線・79

2　基準値とリスク ———————————————————————— 80

    1）「無毒性型」の基準・80

    2）「残留物型」の基準・81

    3）「リスク型」の基準・82

    4）リスク型基準による例・83

    5）放射線とヒ素のリスクの対比・85

おわりに ———————————————————————— 86

第8章　自然放射線のリスクはどれほどか

はじめに ———————————————————————— 87

1　どの線量を選ぶか ———————————————————————— 88

    1）線量率，年間線量，生涯線量・88

    2）自然放射線による被ばく線量・88

    3）自然放射線によるリスク推定のための加重平均累積線量・89

2　加重平均累積線量の算定 —————————————————— 89

    1）算定式・89

    2）算定値・90

3　自然放射線による発がんリスク —————————————————— 90

    1）名目リスク係数と前提条件・90

    2）発がんリスクの推定・92

4　自然放射線以外の被ばくとの比較 —————————————————— 93

vii

おわりに —————————————— 94
コラム⑥　バックグラウンド放射線 —————— 95

第9章　人間の性（さが）

1　福島原発事故 —————————————— 97
2　放射線に対する不安の心理 ——————— 98
3　専門家と非専門家 ——————————— 99
4　放射線と向き合う ——————————— 101

参考文献 ——————————————————— 103
索引 ————————————————————— 107
あとがき —————————————————— 111

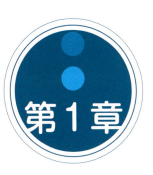

第1章 放射線って何だ

> **はじめに**
> この第1章では，放射線分野でよく出てくる基本的な用語と単位の主なものについて記します。ご存じの方，先に進みたい方は，ここを飛ばして第2章以下の関心のある章に進んでお読みください。

1 基本的な用語

1）放射線

　放射線とは，ある一定以上のエネルギーを持って飛び交う粒子と電磁波をいいます。「ある一定以上」というのは，値が決まっているわけではありませんが，少なくとも原子をイオン化する5～25エレクトロンボルト（eV）(後述の単位の項を参照) ぐらいは持っている必要があります[1]。なお，気温が15℃のとき，空気分子の運動エネルギーは約0.025 eVですから，この200～1000倍以上のエネルギーを持つということになります。幅があるのは原子（p.10コラム参照）によってイオン化エネルギーが違うからです。

　放射線となる粒子には原子（元素）がありますが，元素の数は人工元素まで入れると110以上あり，1つの元素には質量の違う同位元素が多数あります。元素のほかには，電子や陽子，中性子，ニュートリノなどのほかにも多くの粒子や素粒子があり，これらを数えあげていくと，放射線となる粒子は1000以上ある[2]ことになります。

　アルファ（α）線は，ラジウムなどのような大きくて重い原子の中心にある原子核（多くの陽子と中性子を持つ）から放出されるヘリウムの原子核（陽子と中性子2個ずつ持つ）すなわちアルファ粒子の流れです。アルファ線は，放出されたときには大きな運動エネルギーを持っていますが，空気中でエネルギーを失って周囲の窒素や酸素などの原子と同じエネルギーしか持たなくなると，近くの電子を捕らえてヘリウム原子のガスとなり，「放射線」ではなくなります。

1

第1章 放射線って何だ

　ベータ（β）線とは，原子の中心にある原子核から放出された電子の流れをいい，大きい運動エネルギーを持っています。しかし，周辺の媒質と同じ温度のエネルギーレベルになれば，「普通」の電子です。

　エックス（X）線は，原子の中心にある原子核の周りを回っている電子が，その回る位置すなわち軌道を原子核から遠いほうから近くに変えたとき，または荷電粒子が強電場で加速されたときに発生する電磁波です。

　ガンマ（γ）線とは，原子核から出る電磁波のことです。エックス線とガンマ線は同じ電磁波（光子）ですが，出所の違いで分けられています。多くの場合，エネルギーはガンマ線のほうが高く，エックス線は低いのですが，ガンマ線よりも高いエネルギーのエックス線もあります。放射線のうち光子成分には，広い意味で，つまり物理的定義では紫外線や可視光線，赤外線，ラジオ波などすべての電磁波が含まれます。図 1-1 は，光子成分を波長あるいは振動数で区分して示していますが，そこで，紫外線から電波までの波長の長い光子成分を除き，それより波長が短くて物質を電離する能力を持ったエックス線とガンマ線を「電離（性）放射線」として定義して囲い込み，これを「狭義の放射線」としています。

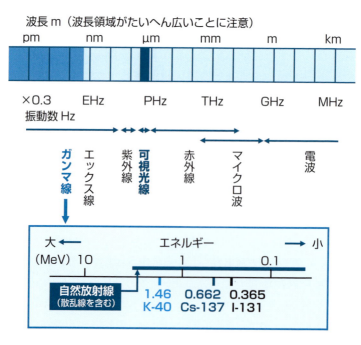

図 1-1　光子の波長（または振動数）による仕分け

「電離能力を持った」の意味は，自分自身がほかの物質に衝突したときに，その物質を電離する能力を持っているということですが，このほかに，自分自身は中性のために電離能力がなくても，衝突した相手から電離能力を持った粒子が生れるような場合は，電気的には中性であっても「電離能力を持った」放射線として扱われます[2]。もし，この定義がなければ，エックス線やガンマ線，そして電荷を持たない中性子などの中性粒子は放射線に含まれないことになってしまいます。

なお，前に紫外線は電離放射線に含まないと記しましたが，紫外線は物質に衝突したときその物質を電離します。ただ，電離で生まれた電子のエネルギーは低く，電離能力を持っていませんので，紫外線は電離放射線に含めないのです。わが国の法令でいう「放射線」は，この電離放射線を指しています。

2) 放射性物質

放射性物質とは，放射線を出す物質のことです。物質は原子で構成されており，原子の中心には原子核がありますが，原子あるいは原子核から自発的・持続的に放射線を出すものを放射性物質といい，外部からの働きがあってはじめて放射線を出すものは放射性物質とはいいません。

同位体は放射性同位体と安定同位体に分けられます。なお，同位体は同位元素ともいいます。「放射性同位体の集合体を放射性物質という」は正しいのですが，「放射性同位体を含んだ物質を放射性物質という」は，必ずしも正しくありません。たとえば，ウラン自体は放射性物質ですが，それを主に含んだ物質（鉱石など）も放射性物質というあたりから怪しくなってきます。正しくいうのであれば，放射性物質を含んだ○○というべきです。たとえば，普通のコンクリートには微量のウランが含まれていますし，また人体にもわずかに放射性物質がありますが，これらを放射性物質とはいいません。

3) 放射能

放射能とは，放射線を出す能力を意味しますが，放射性物質が放射線を出す強さも表します。放射能と放射性物質は厳密にいうと違うのですが，一般的には，「ここに放射能がある」などと放射性物質を意味して使われることもあります。

3

第1章　放射線って何だ

4) 核種

　原子は, 中心となる原子核とその周りを回っている電子から成り立っていて, 原子核は陽子と中性子が集まってできています。核種とは, 中心にある原子核の種類を表す用語です。たとえば, 陽子の数が55で中性子の数が79でできている核種は, 陽子と中性子を足した134 (これを質量数といいます) のセシウムです。陽子の数は同じ55で中性子の数が82と多い核種は質量数が137のセシウムです。両者は陽子の数が同じなので元素としてはセシウムで同じですが, 質量数が違っているので核種は違うことになり, その半減期も異なります。つまり, セシウム134 (^{134}Cs) とセシウム137 (^{137}Cs) は, 化学的性質は「同じ」ですが, 物理的には「違う」ということになります。

5) 放射線量

　放射線量または単に線量とは, 放射線の数を表すのではなく, 放射線が物質と相互作用をした結果, 物質に与えられたエネルギーの積算量を表します。線量には照射線量, 吸収線量, カーマ, 等価線量, 実効線量, 預託線量, 線量当量などさまざまな量 (p.24 コラム参照) がありますが, それらは物理的あるいは実用的な使用区分があって, 単位も必ずしも同じではありません。本書では, 特に断らないかぎり, 実効線量を表すことにします。また, 時間当りの線量を線量率といいます。なお, 線量については, 後に詳しく述べます。

6) 飛程と遮蔽・減衰

　放射線はエネルギーを持って動いている粒子や電磁波ですから, それが飛ぶ距離 (飛程といいます) が重要となります。アルファ線とベータ線は荷電粒子ですから, 飛んでいる間に途中の原子に衝突するなどしてエネルギーを与え, それらを次々と電離することによって, エネルギーを失っていきます。

　図 1-2 には放射線の透過力を示しています。ヘリウムの原子核であるアルファ線は, 飛程の単位長さ当りのエネルギー損失量が大きいために薄い紙1枚ほどで止められ, また通常の大気中での飛程は, 最も長くても10 cmにとどきません[3]。

　ベータ線は, アルファ線と比べると, 単位長さ当りのエネルギー損失の割合は 1/100 ぐらいですから, 飛程は 100 倍ぐらい長くなります。したがって, ベータ線の大気中での飛程は長くて約 10 m となりますが, それでもプラスチック製の眼鏡レンズ程度で止まります[3]。

エックス線やガンマ線は光子ですから，物質との相互作用の方法がアルファ線やベータ線などの荷電粒子と異なり，相互作用した時点で消滅し，または別の光子になります。

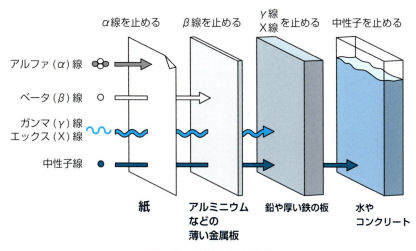

図 1-2　放射線の透過力

物質との相互作用は確率的に発生しますので，始点からの距離が遠くなるほど，相互作用をしないで残る光子の数は指数関数的に減少していきます。物質を抜ける透過力はアルファ線やベータ線に比べて強く，厚みのある鉄，重金属の鉛といった物質でなければなかなか減衰しませんので，遮蔽はアルファ線やベータ線のように簡単ではありません。ちなみに，^{137}Cs が壊変したときに出るガンマ線（エネルギー：662 keV）の数が半分に減る物質の厚さは，鉛では1 cm，鉄では2.5 cm，コンクリートでは14 cm，水では30 cm 程度であることを図 1-3 から読み取ることができます。しかし，それぞれの厚さを2倍にすればガンマ線がすべて遮蔽されてしまうかというとそうはならず，透過していくものもあります。その理由は，前に述べた指数関数的な減少の仕方にあります。

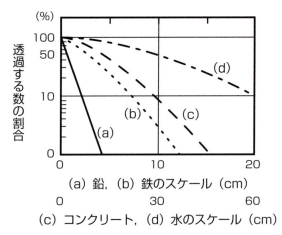

図 1-3 ^{137}Cs からのガンマ線の物質の厚さによる割合

7）半減期

　放射性核種の大きな特徴に半減期があります。半減期とは，放射性物質の放射能の量が，もとの半分になるまでの時間をいいます。半減期の2倍の時間があると放射能がなくなるかというとそうはならず，さらにその半分にしかなりません。つまり，いつまでたっても，半減期の時間後では半分にしかならないのです。前項の物質によるガンマ線の減少と同様に，物理現象として壊変して指数関数的に減少するだけです。その状況を図 1-4 に示します。

　それぞれの放射性核種の半減期は固有の値であり，たとえば，同じ元素であるセシウムでも，^{134}Cs の半減期は 2.06 年で，^{137}Cs の半減期は 30.2 年であり，これを物理学的半減期といいます。

　ところで，生物は摂取と排泄とで生命を維持しています。生物を構成している物質は，放射性であるか否かにかかわらず，新陳代謝によって一定の割合で置換され，排泄されています。生物が物質を摂取してから排泄に至るまでの過程も半減期の概念で扱うことができ，これを生物学的半減期といいます。

　生物が放射性元素を摂取した場合，それは物理学的半減期と生物学的半減期を合わせた実効（有効）半減期で体内から消えていくことになります[4]。実効半減期（T_E）は，物理学的半減期（T_P）と生物学的半減期（T_B）の間にある次の関係として表すことができます。

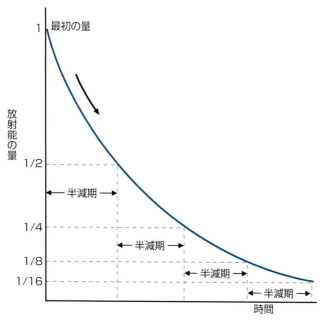

図 1-4 放射能の減衰

$$1/T_E = 1/T_P + 1/T_B \quad \cdots\cdots\cdots\cdots\cdots\cdots\cdots\cdots\cdots\cdots (式 1\text{-}1)$$

　実効半減期は，物理学的半減期あるいは生物学的半減期のどちらよりも短くなりますので，物理学的半減期の長い核種を体内に摂取しても，生物学的半減期が短ければ，それに従って体内量は減っていくことになります。

　表 1-1 は ^{137}Cs とヨウ素 131（^{131}I）の実効半減期です。これから，物理学的半減期と生物学的半減期が大きく異なる場合の実効半減期は，半減期の短い

表 1-1　実効半減期の例

核　種	物理学的半減期	生物学的半減期	実効半減期
^{137}Cs	30 年（10950 日）	乳児　　　　　9 日 9 歳児　　　　38 日 30 歳成人　　70 日	8.99 日 37.9 日 69.6 日
^{131}I	8 日	乳児　　　　　11 日 5 歳児　　　　23 日 成人　　　　　80 日	4.63 日 5.94 日 7.27 日

ほうに大きく依存することがわかります。

また，環境中の放射性物質は気象学・地象学的要因や人工的な影響を受けて減少していくことから，近年，その減少を「環境半減期」の概念を導入して説明することが行われるようになりました。この場合の実効半減期も，生物学的半減期を考えた場合と同様な手法で定義して使われます。

2 主な単位

1) エレクトロンボルト（eV）

エレクトロンボルト（電子ボルト，eV）は，放射線のエネルギーを表す単位で，1 eV とは，電子が真空で 1 V の電位差で加速されたときに得る運動エネルギーと定義されています。1 eV は $= 1.602 \times 10^{-19}$ J ですが，ジュール（J）で表現すると小さすぎるので，放射線のエネルギーはこの単位で表します。

2) ベクレル（becquerel: Bq）

ベクレル（Bq）は，放射能の強さを表す単位で，1 Bq は 1 秒間に 1 壊変すること（1 Bq = 1 s^{-1}）を意味していて，1 秒間に出る放射線の量（数）ではありません。100 の壊変で出る放射線の量（数）は，100 より少ない場合もあれば，200 以上出るような場合もあります。たとえば，^{137}Cs が 100 壊変したときにで出るベータ線の数は 100 ですが，662 keV のガンマ線の数は 80（94.4% × 0.851 ≒ 80.3%）です。

図 1-5 は，セシウムの壊変図です。セシウムがベータ壊変すると原子番号

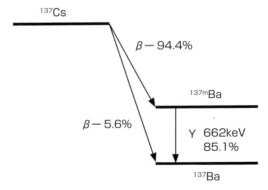

図 1-5　^{137}Cs の壊変図

が1つ大きいバリウムになりますが，壊変したうちの94.4％がバリウム137励起状態（^{137m}Ba）にとどまり，5.6％が直接，安定な基底状態に入ることを示していて，励起状態の^{137m}Ba が基底状態になるときにガンマ線を出し，その割合が85.1％であることを表しています。

ベクレルの名称は，ウランの放射能の発見者でノーベル物理学賞を受賞したフランスの A. H. Becquerel にちなんでつけられています。

なお，物質中の放射能濃度は Bq/kg で表し，容積中の放射能は Bq/m^3 やBq/L で，また面積当りの沈着量などは Bq/m^2 などで表されます。

3) グレイ（Gy）

グレイ（Gy）は，物質に吸収されるエネルギー（吸収線量）を表す単位で，1 Gy は1 kg 当り1 J のエネルギー吸収を意味します（1 Gy = 1 J kg^{-1}）。エネルギー吸収を正確に表現するときはこれを使います。

グレイの名称は，放射線生物学の分野の草分け的な英国の研究者 L. H. Gray にちなんでつけられています。

4) シーベルト（Sv）

シーベルト（Sv）は，吸収線量から導出される量で，防護を論ずるときに使用する単位です。この防護量には，組織・臓器の線量を表す「等価線量」と全身の確率的影響を評価する「実効線量」があります。等価線量は，吸収線量に放射線加重係数を掛けて算出されます。実効線量は，等価線量に組織加重係数（放射線加重係数とともに次章で説明します）を掛けて求めた値を，それぞれの組織について求め，それらのすべてを加えることによって算出されます。

シーベルトの名称は，放射線防護学の基礎を築いたスウェーデンの研究者 R. M. Sievert にちなんでいます。

コラム ① 原子の要素と構造

　原子（atom）と元素（element）は同じものを指していますが，通常，「原子」はより具体的なもの（粒子）としていう場合に使用し，「元素」は性質を表すことに重きを置いた場合に使用していることが多いようです。本書は，このような使い分けに準じていますが，厳密ではありません。

　いちばん軽い元素の水素を例にとると，水素には「一重水素（プロチウム）」，「二重水素（デューテリウム）」，「三重水素（トリチウム）」の3種類があります。これらの存在割合は，一重水素が99.9885％，二重水素が0.0115％，三重水素は極めて微量です。したがって，通常，単に水素といった場合には一重水素を指していて，わざわざ一重水素とはいいません。また，二重水素は「重水素」というのが一般的です。これらの3つ水素は「同位体（isotope）」，または「同位元素」といいますが，同位原子とはいいません。同位体の化学的性質は同じですが，放射能の有無など物理的性質は異なります。

　図に示すように，原子の中心に「原子核」があり，その周りを「電子」が回っていて，回っているところを「軌道」といいます。水素原子は，陽子が1つで電子も1つです。原子核には，核子と呼ばれる陽子と中性子があります。一重水素だけは例外で，陽子だけで中性子はありませんが，二重水素と三重水素にはそれぞれ中性子が1つおよび2つあります。三重水素は不安定で放射性（半減期：12.32年）です。

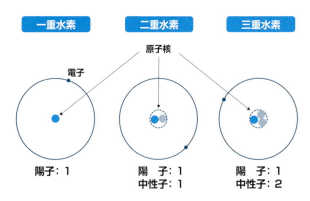

原子番号：陽子数で決まる，3水素の原子番号は1で，化学的性質は同じ
質　量　数：陽子と中性子の和，3水素の質量数は異なり，物理的性質は違う

　天然元素でいちばん重いウランは，陽子が92個（電子も92個）で，中性子が142個，143個，146個の3つの天然核種があり，ほかに人工核種が多数あります。これらは，陽子より中性子の数がかなり過剰なため，多くはアルファ線（ヘリウムの原子核：陽子2個，中性子2個）を出して壊変します。電子の軌道は7つあり，その軌道内は複雑です。

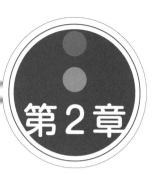

第2章 線量って何だ

はじめに

　放射線による健康影響を評価するとき，線量を算定することは，いうまでもなくたいへん重要です。線量算定の具体的な手順自体は簡単ですが，線量値の意味するところを正しく理解されていない場合が，しばしばあります。また，線量算定に至る過程を正しく理解していないと，専門家でもときに勘違いすることがあります。

　簡単な例では，たとえば，放射線が一様に照射されている場に，体重が60 kgの人（A：たとえば大人）と30 kgの人（B：たとえば子供）がいるとします。Aの見た目の体の大きさ（体表面積）はBの2倍とします。細かい議論は別にしますと，AはBの2倍の大きさなので，AはBの2倍の放射線を受けますが，体重（正しくは質量）も2倍であるとすると「線量」は同じです。なぜなら，線量は質量当りのエネルギー（J/kg）だからです。また別の状況として，このAとBが同じ量の放射線を各々全身で受けたとしますと，BはAが受けた線量の2倍の線量を受けたことになります。

　具体的に日常生活で考えると，大雑把にいえば，屋外で放射線を浴びた場合（外部被ばく）は，受ける放射線の量は体の大きさに比例するので，大人も子供も同じ線量です。他方，同じ食事を同じ量だけ食べたときは，体内に入った放射性物質の量は同じなので，体重が軽い（質量が小さい）子供のほうが大人より線量（内部被ばく）が大きいということになります。

　日常的に「線量」に慣れていない人は，これは逆ではないか，つまり戸外で放射線を浴びた場合には，子供は大人より小さいから線量は小さいのではないか，また同じものを同じだけ食べたなら線量は同じではないかと考えるために，この説明に戸惑いを感じるようです。ここでは，このような線量の算定手法と線量の意味について述べます。

第2章 線量って何だ

●1 線量に関連する用語

　線量に関連して，「線量」と名のつく用語はいくつかありますが，ここでは吸収線量，等価線量，実効線量，預託線量および1センチメートル線量当量，さらにそれに関連する放射線加重係数と組織加重係数について述べます。

1）吸収線量

　人体を含めて，あらゆる物質を対象として，その物質の単位質量（kg）当りに吸収された放射線のエネルギー（J）を吸収線量といいます。単位は，ジュール毎キログラム（J/kg）ですが，特別の名称としてグレイ（Gy）が使われます。

2）等価線量

　等価線量は，体の各臓器・組織に吸収されたエネルギーを表す量です。体への影響は，アルファ線，ベータ線，あるいは中性子線など放射線の種類によって異なるので，この点を配慮した係数（この係数を放射線加重係数といい，「6）放射線加重係数」で説明します）を使って統一的に表します。すなわち，

　　　　等価線量＝吸収線量×放射線加重係数……………………（式2-1）

です。なお，放射線がガンマ線やアルファ線など複数あれば，それぞれについて計算してから合計します。単位は吸収線量と同じ（J/kg）ですが，特別の名称であるシーベルト（Sv）を使います。

　なお，臓器の線量をいう場合に，吸収線量を意味する場合と等価線量を意味する場合がありますので，臓器線量といった場合にどちらの意味で使っているのか，単位をみて，Gyなら吸収線量，Svなら等価線量であることを確認する必要があります。

3）実効線量

　実効線量は，発がんのリスクを算定する場合に使われる量で，発がんは体全体で考えますから，各臓器・組織の等価線量にそれぞれにあてがわれている重みの係数（この係数を組織加重係数といい，「7）組織加重計数」で説明します）を掛けて各臓器の値を計算し，それらを合計します。すなわち，

12

実効線量＝（臓器・組織ごとの等価線量×組織加重係数）の総和
.... （式 2-2）

となります。単位はシーベルト（Sv）で，等価線量と同じです。ここで問題となるのは，等価線量と実効線量が同じ単位のシーベルトで表されますので，示された線量が等価線量と実効線量のどちらかをよく確認することが重要で，取り違えると大きな誤りとなります。

4）預託線量

　放射性物質は，体内に摂取された後，前述した生物学的半減期に従って体内から徐々に排出されて減っていきますが，体内に残ったものからは放射線が出て，いつまでも放射線を浴び続けることになります。それが体内にある間（最長で成人は50年，子供は70年まで）に被ばくする線量の総計を，放射性物質を体内に摂取した時点で一度に浴びたものとして計算したものを預託線量といい，等価線量の場合は預託等価線量，実効線量では預託実効線量といいます（図 2-1）。

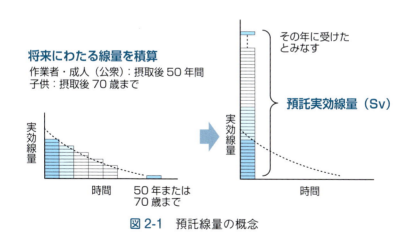

図 2-1　預託線量の概念

5）1センチメートル線量当量

　吸収線量は，物理的に明確に定義された量で，これは「物理量」です。一方，等価線量と実効線量は，放射線防護・管理のために使われる量です。これらは，明確に定義された吸収線量とは違い，放射線加重係数や組織加重係数（次項以降で説明）といった放射線防護の評価や基準策定のために導入された，科学的

第2章 線量って何だ

知見をベースにした係数を掛けて求める値で，「防護量」と呼ばれます。しかしながら，この防護量は測定で直接求めることはできません。

防護量に替わって，国際放射線単位・測定委員会（International Commission on Radiation Units and Measurements: ICRU）では測定できる量として「実用量」を準備しており，具体的には，人体を模擬した模型（ファントム）を用いて，決められた方法によって求められる値です。防護量の線量に対応してこれを「線量当量」といい，単位はシーベルト（Sv）です。

「1 センチメートル線量当量」は，ファントムの表面から 1 cm 中の値ですが，これは，体の皮膚表面から 1cm 体内に入った値を意味していて，体全体の被ばくを評価するときに使います。たとえば，空間線量が 1 センチメートル線量当量で表示されている場合，この値に係数を掛けて実効線量を求めます。すなわち，

実効線量＝1 センチメートル線量当量×線量換算係数

$$\cdots\cdots\cdots\cdots\cdots\cdots\cdots\cdots\cdots\cdots\cdots\cdots\text{（式 2-3）}$$

で，線量換算係数の数値は，後述の具体例で示します。

6) 放射線加重係数

国際放射線防護委員会（International Commission on Radiological Protection : ICRP）は，放射線による体への影響度の違いを「放射線加重係数」で表し，放射線による重みの違いを**表 2-1** のように勧告しています[1]。たとえば，同じエネルギーの放射線でもアルファ線はガンマ線に比べて影響度が 20 倍も高いことを意味しています。

表 2-1　放射線加重係数

放射線の種類	放射線加重係数
光子（ガンマ線）	1
電子とミュー粒子	1
陽子と荷電パイ中間子	2
アルファ線，核分裂片，重イオン	20
中性子	中性子エネルギーによって変わる

7) 組織加重係数

ICRP は，確率的影響による放射線損害に関する人体のさまざまな臓器・組織の異なる相対的放射線感受性を考慮して，体を 14 の組織とその他の計 15 に区分して，1 Sv の被ばくについて，それぞれの致死率と寿命損失年数および生活の質の喪失を勘案し，その相対損害比率（合計を 1 としています）を出しています[2]。各組織の比率は違いますが，放射線防護上，簡単にするために比率の区分を 0.12, 0.08, 0.04, 0.01 の 4 区分として，各組織の重みを次のようにしています[1]。これを組織加重係数といいます（表 2-2）。肺や胃は，食道や肝臓に比べて影響が 3 倍大きいことを意味しています。

表 2-2　組織加重係数

組　織	組織加重係数	その和
赤色骨髄，結腸，肺，胃，乳房，残りの組織*	0.12	0.72
生殖腺	0.08	0.08
膀胱，食道，肝臓，甲状腺	0.04	0.16
骨表面，脳，唾液腺，皮膚	0.01	0.04
合　計		1

＊残りの組織：副腎，胸郭外組織，胆嚢，心臓，腎臓，リンパ節，筋肉，口腔粘膜，脾臓，前立腺，小腸，脾臓，胸腺，子宮および子宮頸部

2　外部被ばくによる線量

体の外から放射線を受けて被ばくすることを「外部被ばく」といいます。

体全体が，一様に外部から放射線を浴びている場合は，体のどの部位も同じように浴びているので，どの臓器・組織も受ける線量は同じ値です。臓器・組織の受けた線量は，吸収線量か等価線量で表されますので，前述したようにどちらの線量を表しているか注意が必要です。

実効線量は，前述のように，各臓器・組織の等価線量から求めます。各臓器・組織の等価線量が等しい場合には，臓器・組織の放射線による影響の違いを加味した係数，すなわち「組織加重係数」の和が 1 に規格化されていることから，その場所の放射線量（空間線量）に係数を掛けて求められます。

場所の線量が吸収線量率で表示されている場合は，吸収線量率に実効線量換算係数を掛けることによって実効線量率を求めます。なお，精度を高めた厳密な評価を必要とする場合は，体の各部位の吸収線量から計算します。この値に

第2章　線量って何だ

滞在時間を掛ければ，実効線量が得られます。具体的な例は後述します。

また，1センチメートル線量当量の測定値があれば，係数を掛けることによって直接求められることについては，前記したとおりです。

③ 内部被ばくによる線量

体の中の放射性物質（元素）による被ばくを「内部被ばく」といいます。

飲食（経口）や呼吸（吸入）によって放射性元素を体内に摂取した場合，体内における分布は元素によって変わります。体内に一様に分布しているような場合でも，ミクロにみれば，その元素のあるところとないところがあります。

たとえば，墨を含ませた筆を白い紙の上で振った場合の墨のつき方をみれば，筆を一様に振ったつもりでも，墨の濃いところや染みの小さいところ，墨がついていないところがあります。放射線の分布もこのようなものと考えることができます。今，墨のついたところから放射線が出たとしますと，ガンマ線は遠くまで飛びますので，放射線は墨のついた近くだけでなく，遠くまで行きわたることになります。したがって，被ばくという点では，かなり広い範囲で一様かつ薄まった状況で放射線を浴びることになります。

一方，ベータ線やアルファ線は飛ぶ距離（飛程）が短いので，そのごく近くで，しかも濃密な影響を及ぼすことになります。このようなことから，内部被ばくを考える場合，重要な放射線は，ガンマ線ではなく，ベータ線とアルファ線になります。

放射性元素が「墨が点在したような」状況にあれば，これから線量を算定するのは容易ではありません。そこで，通常，臓器・組織内では放射性元素は一様に分布する（一様に照射されている）と考えて，影響を算定する方法をとります。いわば，同じ量の墨を使うにしても，布を墨つぼに浸すことで布全体が一様に染まることに相応します。

たとえば，肝臓のようにかなり大きい臓器において，肝臓の中のある場所に存在した放射性元素であっても肝臓全体に影響を与えると考えて，肝臓としての等価線量を算定しています。

そこで，放射性元素が体内に一様に分布した場合と一様でない場合に分けて線量を算定することを考えます。

16

なお，内部被ばくの線量は，預託線量（前々節参照）で表されます。

1) 体内一様分布の場合

　放射性元素を摂取したことで生じる内部被ばくでは，摂取した元素が体全体に一様に分布している場合は，どの臓器・組織も等価線量は同じです。したがって，実効線量は，外部被ばくの場合と同様に算定することができます。つまり，各臓器・組織の等価線量とそれぞれの組織の組織加重係数の積の和から求めるという手順をふまなくても，実効線量換算係数（実効線量係数）を使って簡単に計算できます。

2) 体内分布が一様でない場合

　放射性元素の体内分布が一様でない場合は，各臓器・組織に取り込まれていく元素の量を知ることによって，各臓器・組織の等価線量がわかります。実効線量は，各等価線量にそれぞれの組織加重係数を掛けて値を求め，さらにそれらの和を求めることになります。

④ 具体的な線量の算定

1) 体外から放射線を受ける場合（モニタリングデータの例）

　国内の主な都市や場所で測定されている（環境）放射線モニタリングデータでは，通常，地上 1 m での空気中の線量率（空間線量率）が表示されています。これは，多くの場合，空気の吸収線量率（単位は nGy/h）で表示されています。

　その場所にいたと考えたときの実効線量率は，

　　　　実効線量率＝空間線量率×実効線量係数　……………（式 2-4）

で求められます。また，その値にそこに滞在する時間を掛ければ，線量が得られます。実効線量係数には，0.748 Sv/Gy[2]（1 nGy/h = 0.748 nSv/h）を使うのが最も適切ですが，0.748 のほかに 0.8[3]｛国連科学委員会（United Nations Scientific Committee on the Effects of Atomic Radiation: UNSCEAR）報告書など｝や，1[4]（緊急時の場合）が使われることがあります。

　また，モニタリング測定器によっては，「1 センチメートル線量当量率（μSv/h）」で値が表示されている機器がありますが，その場合は 0.61[5] を掛けて実

第2章 線量って何だ

効線量率に直します。

2) 放射性元素が体内全体に分布する場合（セシウムの例）

　放射性元素が全身に一様に分布する場合を考えてみましょう。それに近い元素にセシウム（放射性核種は ^{134}Cs, ^{137}Cs など）があります。セシウムの大半は筋肉に移行し，一部は血液中にあるとされていますので，全身に一様に行きわたっていると考えることとします。この場合，各臓器・組織の等価線量は同じではありませんが，おおむね近い値なので，それらを平均した値を各臓器・組織の等価線量とした場合は，その値がそのまま実効線量となります。

　たとえば，1 ミリジュール（mJ，カロリーでいえば 0.00024 cal）のエネルギーを与える量のセシウムが体内に入ったときの実効線量を求めてみましょう。

　体重が 60 kg の人では，1 mJ を体重で割りますので，

$$1 \text{ mJ} \div 60 \text{ kg} \fallingdotseq 0.017 \text{ mJ/kg} = 0.017 \text{ mGy} = 0.017 \text{ mSv}$$
$$\cdots\cdots\text{（式 2-5）}$$

となります（ここでは，1 mGy ＝ 1 mSv としています）。^{134}Cs を 1 Bq 摂取したときの成人（60 kg）の実効線量は 0.000018 mSv[6]なので，言い換えると，約 920 Bq を摂取したとき，1 mJ のエネルギーが吸収されたことになりますが，60 kg の人では 0.017 mSv であり，成人でも 30 kg の人では 0.033 mSv ということになります。

　このことは，本章の冒頭に記した例を数値で表したことになりますが，受けるエネルギーが同じでも，体重が半分であれば線量は倍になるので，影響もそれに比例して大きくなると考えます。

3) 一部の臓器・組織にだけ存在する場合（ヨウ素の例）

　ヨウ素（^{131}I など）を例にすると，ヨウ素はほとんど甲状腺だけに集まります。前項の例と同じ 1 mJ のエネルギーを与える量のヨウ素が体内に入ったとします。甲状腺の質量を 20 g とすると，その等価線量は 1 mJ ÷ 0.02 kg ＝ 50 mSv となります。実効線量を計算するときは，すべての臓器・組織の放射線の影響を考えますが，ヨウ素の場合は甲状腺以外の組織の線量はほぼ 0 mSv ですから，考える対象臓器・組織は甲状腺だけとなります。したがって，実効線量は甲状腺の組織加重係数 0.04 を掛けて，50 mSv × 0.04 ＝ 2 mSv と計

算されます。なお，単に線量といったとき，等価線量なのか実効線量なのかをよく注意して識別する必要があります。

　全身で吸収したセシウムと甲状腺だけが吸収したヨウ素を比べたとき，体全体でみれば吸収エネルギーが同じであるにもかかわらず，実効線量が大きく違っています。この理由として，甲状腺の発がん自体は全がんの1％程度であり，かつ致死性についてもその2％程度にすぎない（がん自体の影響はほかのがんに比べてかなり小さい）のですが，寿命損失や生活の質の損失のほかに，子供のリスクが大きいことを考慮して全体としての損害を大きくみて，組織加重係数を0.04と大きくしていることが考えられます。

　なお，ヨウ素1 Bqを吸入または経口で摂取した場合の線量係数はICRP Publication (1995)に示されていて，たとえば，成人では経口摂取の場合の^{131}Iの等価線量の線量係数は 4.3×10^{-4} mSv，実効線量係数は 1.7×10^{-5} mSvとなっています[6]。

4）呼吸器官の場合（ラドンの例）

　呼吸器官の被ばくとして，自然環境中のラドンの場合を考えてみましょう。

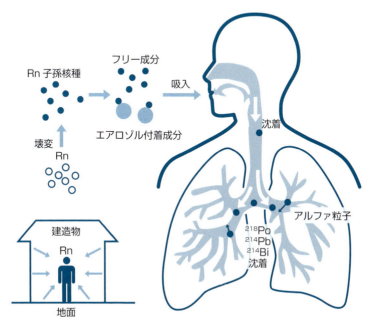

図2-2 ラドン子孫核種の吸入と呼吸器官での沈着およびアルファ線による被ばく

第2章　線量って何だ

ラドン（^{222}Rn）は希ガスですから，吸入しても呼気によって排出され，また肺で血管に取り込まれる量は微量であるとして無視されますので，実はラドンガスそのものは線量にはほとんど寄与しません。**図 2-2** に示したように，寄与するのは，その短寿命子孫核種のポロニウム（^{218}Po，^{214}Po）のアルファ線放出核種です。^{214}Po は同じ短寿命核種の鉛（^{214}Pb），ビスマス（^{214}Bi）の子孫核種です。これらは固体の金属元素ですから，吸入で呼吸器官に入った，または呼吸器官内で生まれた元素は呼吸気道壁に付着して，そこでアルファ線を出します。したがって，呼吸によって受けるラドン子孫核種の影響は，気管・気管支・肺胞などの呼吸器官となります。

アルファ線の放射線加重係数が 20 ですから，吸入したラドンの等価線量は吸収線量を 20 倍した値となります。実効線量は，ヨウ素の場合と同様に，ラドンは 1 つの臓器（呼吸器官）にだけしか存在しませんので，他の臓器について考える必要はなく，肺（呼吸器官全体とします）の等価線量に組織加重係数 0.12 を掛けた値となります。したがって，空気中の ^{222}Rn 濃度が 1 Bq/m^3 のとき，途中の詳しい計算過程は省略しますが，成人の呼吸による線量率は 8 nSv/h[3] となります。厳密には，男性と女性で，また年齢によって呼吸率が違いますので，線量も変わります。

なお，実際には，気道に付着した粒子は嚥下や血管への移行によって他の臓器に移っていく元素がありますが，微量なので無視します。また，放射線加重係数がベータ線はアルファ線の 1/20 と小さいですから，ベータ線による影響は無視しています。さらに，ラドンは水によく溶け込みますが，飲料水からのラドンの摂取も極めて少ないので，これも無視します。

5）皮膚に付着した場合

この場合は外部被ばくになります。地表面に広く一様に沈着した放射性セシウム（^{134}Cs，^{137}Cs）による皮膚の線量を考えることにします。この場合，地表面に沈着した放射性セシウムが皮膚に移っていなければ，ガンマ線による被ばくは地表面からの被ばくに帰着しますから，本節 1）項と同じとなり，空間線量率から実効線量率を評価します。また，等価線量も同じ値となります。

皮膚の一部に付着した場合でも，そこから出るガンマ線は全身を広く照射すると考えられます。体に付着したセシウムの量は地表面に広く存在している量よりもはるかに少なく，付着したセシウムからの線量は空間線量率から算出した値よりも十分に小さいと推測されるので，本節 1）項で評価すれば特に取り

上げる必要はありません。

　問題は，ベータ線による皮膚の線量です。地表面からのベータ線による被ばくは，体に付着したセシウムからの被ばくに比べて小さいので，以下では体に付着した場合について述べます。ベータ線による皮膚の等価線量は，ベータ線が皮膚の基底細胞層に到達する前に止まってしまえば実質的に害はないので，被ばくについては無視できますが，到達する場合は被ばくを評価することになります。ベータ線の人体の組織中での飛程はたかだか数ミリメートル以下のため，放射性セシウムが付着した皮膚のごく近傍の細胞しか影響を受けず，局部的な被ばくとなります。

　体の外からのベータ線による線量をまとめた国際放射線単位・測定委員会（ICRU）の 1997 年報告書によれば，汚染面積 1 cm^2 に対する ^{137}Cs のデータとして「皮膚表面汚染密度 1 Bq/cm^2 当りの皮膚吸収線量率は 1432 nGy/h（皮膚の深さ 0.07 mm）[7]」となっていて，「この値は 1 Bq の点線源が付着した場合の面積 1 cm^2 で平均した吸収線量率に等しい」となっています。

　このことは，たとえば点線源の強度が 10 倍の 10 Bq であれば，皮膚表面汚染密度が 10 Bq/cm^2 と 10 倍になりますので，線量率も 10 倍の 14320 nGy/h となるのは当然です。他方，1 Bq の点線源が 10 個あって，それらが互いに適度に離れて付着して汚染密度が 1 Bq/cm^2 と変わらないとしますと，それぞれ付着したところの線量率は変わらず，1432 nGy/h のままです。

　あらためて確認しておきたいことは，このようなケースでは，「線量は変わらない」けれども，被ばくした皮膚の面積が増えれば，当然のことながら，皮膚全体としての影響（皮膚が受けるエネルギー）は増えます。つまり，発がんの確率が線量に比例するという仮定の下では，「発がんの可能性に関しては，線量が増えて 1 か所で確率が 10 倍に上がることと，線量は変わらない（1 か所の確率はもとのまま）で被ばく場所が 10 か所に増えることとは，皮膚全体でみれば同じである」ということになります。

　ある症状（たとえば，皮膚の紅斑）の場合は，1 か所での線量が一定の値を超えれば影響が出ますが，分散して受けることによってどの場所でもその値以下となれば，症状が出ないということになります。なお，症状が出るようになる境目の値を「しきい値」といいます。

6）まとめ

　外部被ばくの場合は，場所の空間線量から容易に実効線量が算定でき，内部

被ばくでも，セシウムのように全身に一様に分布しているような場合でも簡単に算定できることを記しました。一方，ラドンによる呼吸器官の被ばくのような場合では，沈着した粒子の位置が確定できないので，常にその臓器・組織全体での等価線量を評価し，それから実効線量を求めることを示しました。

これに対して，ヨウ素による甲状腺被ばくや，皮膚についた放射性元素からのベータ線による外部被ばくのように場所や位置が狭い範囲で確定する場合は，被ばく範囲をその臓器・組織の一部に限定して評価することになります。

なお，体内に摂取した放射性核種による皮膚の影響の評価は，皮膚全体として扱います。線量を評価する場合には，このようにいろいろな扱い方があることに留意しなければなりません。以上に述べた例に，ストロンチウムを加えて，1 Bq の放射性核種を摂取したときの線量をまとめて**表 2-3** に示しました。表には，吸収線量，放射線加重係数，組織加重係数，実効線量，考慮する主な臓器・組織を示しています。^{90}Sr，^{131}I，^{134}Cs は ICRP Publication 71 (1995) に，^{137}Cs は ICRU Report 56 (1997) に，^{222}Rn は UNSCEAR Report (2008) [3] に示されている値です。

表 2-3 1 Bq の放射性核種を経口，吸入摂取および皮膚に付着したときの線量

	吸収線量 (μGy)	R	等価線量 (μSv)	T	実効線量 (μSv)	考慮する主な器官
^{90}Sr	(0.18)	1	0.18 [*1]	0.12	0.028 [*1]	骨髄
^{131}I	(0.43)	1	0.43	0.04	0.017	甲状腺
^{134}Cs	(0.018)	1	0.018	—	0.018	全身
^{137}Cs	1.432	1	1.432	0.01	0.014	皮膚 [*2]
^{222}Rn	(0.0033)	20	(0.067)	0.12	0.008 [*3]	呼吸器官

R：放射線加重係数，T：組織加重係数
＊2：等価線量は骨髄の値，実効線量は他の臓器も入れた値
＊3：体外 β 線による被ばくの皮膚面積 1 cm^2
＊4：^{222}Rn は 1 Bq/m^3 の空気を 1 時間吸入
吸収線量の括弧値は等価線量からの逆算値（1 μGy ＝ 1 μSv）。

おわりに

　線量とは，放射線そのものの量（数）ではなく，放射線が生体に当たったときに生体に生じる変化を表す量です。たとえば，ニュートリノを例にとれば，毎秒非常に多くが体を通過しているにもかかわらず，地球を通過してしまうほど相互作用をほとんどしない放射線ですので，線量を考える必要はありません。このような例も含めて，放射線が示す線量は，専門家以外にはなかなか理解されにくいようです。

　また，線量には，さまざまな量（吸収線量，等価線量，実効線量など）があり，しかも測定器によっては，測定から得られた線量がミリシーベルト（mSv）やマイクロシーベルト（μSv）の単位で表示されながら，それが実用量としての「1センチメートル線量当量」の値であって防護量である実効線量を表していないために，実効線量に直すには係数を掛けなければならないことなど，わかりにくいこともあります。

　ここでは，わかりやすくするために厳密さを無視して，具体的には少々あらっぽい計算による線量の数例を記しました。線量の概略について，少しでも多くの理解が得られれば幸いです。

コラム ② 照射線量

　「線量」にはさまざまな線量がありますが，本文で述べていない線量に「照射線量」や「カーマ」があります。

　放射線が発見された初期の頃，トムソン（J. J. Thomson）やラザフォード（E. Rutherford）によるエックス線や電子の研究，またキュリー（M. Curie）によるラジウムの発見につながるウラン鉱石の測定などは，空気の電離イオンを測定する方法（電離法）で行われました。そのような背景があって，1908 年にヴィラード（P. Villard）は，「エックス線の量の単位として，0℃，760 mmHg 圧，1 cm^3 の空気中に 1 静電単位（esu）の電荷を発生する総量とする」ことを提案しています。これが照射線量の始まりです。

　1928 年になって，当時の国際放射線単位・測定委員会（ICRU）は，単位を「レントゲン」，記号を「r」とし，定義も精密さが増しましたが，物理「量」と「数量」の区別がなく，若干曖昧な点が残されたままとなっていました。

　1937 年に，ICRU は 1 レントゲンの定義を「0.001293 g の空気当りから放出される粒子が，空気中で正負の一方の極性の 1 esu の電荷量を発生する場合」として，エックス線とガンマ線で使える量としましたが，曖昧な点は残ったままでした。

　1956 年に，ようやく「照射線量」という量が定義されて，「測定される量」が明快になりました。

　1962 年には，ICRU は英語名 "exposure dose" を "exposure" としました（日本語は「照射線量」で変わらず）が，これは，「吸収線量（absorbed dose）」との混乱避けるためでした。また，人名に由来する単位は大文字表記とするルールに従い，「R」としました。

　1980 年に ICRU は，さらに定義を変更して，「照射線量 X は，dQ の dm による商であり，質量 dm の空気中で光子によって発生したすべての陰電子および陽電子が，空気中で完全に停止するまでにつくる一方の極性のイオンの全電荷量の絶対値が dQ である」として，単位も SI 単位の「C/kg」（1 R = 2.58 × 10^{-4} C）としました。以上の経過からも，照射線量の測定は放射線計測の基礎であることがわかりますが，現在，「照射線量」の用語は使われず，空気では「空気吸収線量」，「空気カーマ」が使われます。

　なお，ラジウムによるエネルギー放射率がキュリーらによって熱量測定法で行われ，1913 年には，クリステン（T. Christen）は「単位当りに吸収されたエネルギー」を「線量（dose）」と定義しましたが，この考えが今日の「吸収線量」につながっています。

　また，光子や中性子のような間接電離放射線（自身は電離しないが，生成した二次荷電粒子が電離を起こす放射線）が物質に与えるエネルギーを表す量として，二次荷電粒子の運動エネルギーの総和を表す「カーマ（kinetic energy released per unit mass: kerma）」が，1962 年にロッシュ（W. C. Roesch）の提案を受けて ICRU によって導入され，放射線のエネルギー付与過程がより厳密に測定量に反映されるようになりました。

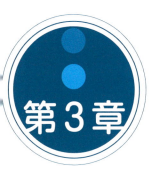

第3章 1ミリシーベルトってどんな意味があるのか

> **はじめに**
>
> 　2011年3月11日の「東北地方太平洋沖地震」の津波による東京電力福島第一原子力発電所事故までは，多くの人びとが「シーベルト」など知らずにいて，また何を意味するものかわからなかったと思われますが，事故後は「ミリシーベルト」が小学生の口からも発せられるようになりました。ところが，1ミリシーベルトがヒトにどれほど生物学的な影響（健康影響）を与えるのかについて，人びとの理解ははなはだ不十分と思われます。にもかかわらず，社会的には極めて大きな影響を及ぼし，結果として過度ともいえる恐怖や不安，不信が蔓延しているのではないでしょうか。
>
> 　ここでは，この「1ミリシーベルト（mSv）」について考えてみましょう。

1 世間がみる 1 mSv

　未曾有の大事故に対処するために，内閣にいくつかの内閣参与が任命され，そのうちの1人に放射線防護の専門家として東京大学教授の小佐古敏荘氏が任命されました。氏は着任後一月にして退任しましたが，退任時の会見が放映され，そのときの言が注目を浴びました。氏は，それまでに国際放射線防護委員会（ICRP）委員を12年間務めたわが国きっての放射線防護の専門家です。氏の真意を解することなく（氏の声明文全文を読めばわかりますが，その一部だけを切り取った形で）報道された結果，「学童に対して 1 mSv を守らなければならない」と涙ながらに抗議して辞任したと，世間では取沙汰されました。

　事故からいく日も経たないうちに，一部の必ずしも防護を専門としない学識者や市民からは，「1 mSv が国の防護基準であり，法律を守らないのは遺憾千万」といった主張がなされ，同調しているメディアもありました。また，1 mSv が危険と安全の境界のように一部の人々に喧伝されたこともあって，氏

25

の言辞はこれらにうまく利用され，この後，1 mSvが絶対基準のように社会に浸透していきました。この「基準」については，後で詳述します。

　このあたりの経緯は，ここで主題とすべき事柄ではありませんが，簡潔に記しておきます。特にメディアが，彼ら自身の志向している方向に世間を誘導するかのように，真実に即さない報道をすることは極めて遺憾で，かついかに危険であるかを，報道する側も，また受け取る側もよく認識する必要があることを指摘しておきたいと思います。メディアが自己主張するのは自由であり，正当な権利です。しかし，その場合は，新聞であれば社説で述べるべきであって，ほかの記事の中で世論を誘導するかのような手法はとるべきでないと考えます。

 2　飲食品の規制基準の 1 mSv/y

　事故のない平常時では，原子力施設などで発生した放射性物質は法令の許可範囲内で，随時，施設から排気または排水として環境中に排出されています。それらの放射性物質は広い環境で希釈され，通常では，私たちの生体に影響を及ぼすことはありません。

　他方，事故などにより大量の放射性物質が環境に広く飛散した場合，放出源に近い場所や気体状放射性物質（放射性プルーム）が通過した地域に浮遊している，あるいはそれらが地表面などに沈着した放射性物質からの放射線による外部被ばくと，呼吸および飲食によって体内に摂取された放射性物質による内部被ばくを考慮しなければなりません。このために，旧原子力安全委員会は，防災指針で事故時に制限すべき飲食物の摂取基準として，1年で5 mSvの実効線量を越えないように，事故後1年間の体内摂取を勘案して数値を決めています[1]。

　今回の事故では，事故直後における対応として，食品に関する暫定基準にこの値が使用されました。その後，1年後以降に対応するために，恒久的な規制値の設定が厚生労働省の食品安全委員会で検討され，その結果，ヒ素や有機物などほかの多くの物質の規制のための基準と同列の規格基準値として，1年間の実効線量の上限を 1 mSv にするように，飲料水と食品（食材や加工食品）中の放射性セシウム濃度が決められました[2]。食品中の放射性物質濃度（Bq/kg）の導出では，基準値とした 1 mSv/y から 0.1 mSv/y（飲料水に充当分）を引いた 0.9 mSv/y を線量係数（mSv/Bq）で割り，さらに，これを考慮の対

象としている食品を1年間に食する量（kg/y）で割ることによって求められます。このとき，食べる食品の半分は汚染している（汚染率50％）として計算しています。実際の算定過程で，考慮されたさまざまな事項や仮定とその経緯は文献[2]を参照していただくとして，決められた規格基準値を**表3-1**に示します。

表3-1 4つに区分された飲食品の規格基準値

分　類	摘　　　要	基準値
飲料水	ミネラルウォーター類（水を原料とする清涼飲料水） 飲用茶（茶を原料とする清涼飲料，飲用状態の茶）	10 Bq/kg
牛乳	牛乳，低脂肪乳，加工乳，乳飲料	50 Bq/kg
乳児用食品	乳児の飲食を目的に販売される食品	50 Bq/kg
一般食品	上記以外の食品（乾燥品などは食する状態とする）	100 Bq/kg

　なお，基準値としてセシウムだけが示されていて他の核種が示されていないのは，他の核種にも配慮しながら限度を決めていますので，セシウムが限度内であれば他の核種も含めて1 mSv/y内に収まるように設定されているからです。
　ここで留意しておきたいことは，規格基準値の決定にあたっては「年間1 mSv」を限度としたことですが，この値は，平常時において施設に由来する一般公衆の線量限度をこの範囲とするように，ICRPが勧告しているものであり，また放射能で汚染された飲食物の国際取引の基準を決める国際食品規格委員会〔コーデックス（Codex）委員会〕のガイドラインに示されている線量目標値でもあります。これらを勘案して，この値を用いたと思われます。
　なお，実効線量は外部被ばくと内部被ばくの合計線量ですので，それぞれ一方だけを限度いっぱいに守ったとしても，全体としては1 mSvを超え，2 mSvとなります。

③ 除染目標の1 mSv/y

　汚染地域の除染は，最優先事項として対処されなければならないことはいうまでもありません。福島原発事故後間もないころから，政府は除染目標について，事故由来の物質からの線量を1 mSv/y以下にすると言明し続けてきまし

た。この値は，自然減衰や降雨による流出や地下への沈降などの効果も含んだもので，長期間の後の最終の目標値です。しかしながら，世間では，この値は「目標」というよりも「基準」としてとらえられているように思われます。

学校および幼稚園の校・園庭や公園，あるいは農地などで，線量の高い区域については，優先的な除染によってかなり下げることはできていますが，そのほかの多くの場所については，現時点で 1 mSv/y にはほど遠く，今後，再除染をし，また自然減衰もあるとしても，短期間の達成は困難です。

原発事故に由来する汚染物はすべて完全に除去したい，また，してほしいという気持ちはよく理解できますが，完全に履行することは無理といえます。現実問題としては，期間を区切って，そのなかで目標を設定し，期間内でどれだけ低減させていくかということに傾注すべきでしょう。

④ 公衆被ばくの線量限度 1 mSv/y と防護基準

ICRP は，自然放射線と医療で受ける放射線による線量を別にした，いわゆる原子力・放射線取扱施設に由来する平常時の実効線量について，一般公衆では「年間 1 mSv」を限度とすることを勧告しています。ICRP の勧告は強制力を持ちませんが，各国ともにその知見と権威を尊重して，国内法令に取り入れることを基本としています。

わが国も，ICRP 勧告を尊重するとともに，ICRP 勧告に基づいて国際間で決められる拘束力のある国際原子力機関（International Atomic Energy Agency: IAEA）の提言に基づいて，国内法令が整備されてきました。両機関の違いは，ICRP は専門家による任意の委員会であるのに対して，IAEA のほうは各国の政府からの代表が委員会に出ていることにあります。

わが国は，法令で防護基準を規定しています。法令には，原子力施設および放射線取扱施設において，設置者が施設内とその境界および環境に対して守るべき事項，および放射線業務従事者（作業者）を防護するための事項が記されていて，一般公衆の線量について，「かくあるべき」と規定した条項はありません。とはいうものの，政府が公衆被ばくの限度の 1 mSv/y を軽くみているわけではなく，制度上は，使用者側が法令を守ることによって，公衆の年間 1 mSv が担保されるようにしています。

公衆の実効線量限度 1 mSv/y は，平常時に適用される値で，事故時は別です。平常時は，利用する立場から余裕をもって十分に安全とみられる範囲で設定さ

れるのであって，相当のマージンがかけられているとみるのが当然です。一方，事故が起こったときは，これ以上では安全が損なわれるかもしれないという値が設定されるのは自明のことであり，その数値は平常時の設定値よりも大きくなるのは当然といえましょう。

　ここで参考として，福島原発事故による追加的外部被ばくを含めた毎時間の線量の規制値 0.23 μSv/h がどのような考えで決められたかをみてみましょう。この値は，事故により追加される線量を 1 mSv/y にするという設定から出されています。1 mSv/y は，1 年は 8760 時間ですから，0.114 μSv/h となります。これを，1 日のうち屋内にいるのを 16 時間，屋外にいるのは 8 時間として，屋内外にいる時間に配分します。なお，屋内は住宅の壁などによって外部からの放射線が遮蔽されていることを考慮して屋内の線量は 0.4 を掛けます。つまり，0.114 μSv/h/(8 + 16 × 0.4)/24 = 0.19 μSv/h となりますが，屋外の空間線量率をこの値を限度値とすれば，個人の追加的線量 1 mSv/y は守れるというわけです。実際には，大地からの自然放射線がありますから，その分による 0.04μSv/h が加算された値 0.23 μSv/h が規制値とされました。

5　1 mSv/y の由来

　それでは，そもそも実効線量「1 mSv」はどのようにして決まった値でしょうか。

　ICRP が，規制すべきとしてはじめて値を示したのは 1934 年で，放射線作業者に対して，すなわち職業被ばくとして 0.2 レントゲン / 日（r/d）でした。これは，現在の労働環境からすればおよそ 50 レントゲン / 年（r/y）となり，現在の単位では 500 mSv/y ほどに相当します。これを「耐容線量」と称しました。その 3 年後の 1937 年には 0.2 r/d または 1 レントゲン / 週（r/w）のいずれかが守られるべきであるとしました。

　1950 年の勧告では，悪影響の出ない許容される値として，これまでの値の 1/3 以下に下げ，職業被ばくの「最大許容線量」を 0.3 r/w としました。これは，およそ 3 mSv/w で，150 mSv/y に相当します（単位，期間とも変わりますが，以降は，単位は mSv/y で表示します）。

　1954 年には原発運転に伴い，はじめて一般公衆の被ばくに対しても防護基準が示され，公衆被ばくは職業被ばくの 1/10 つまり 15 mSv/y が適切として勧告されました。

第3章 1ミリシーベルトってどんな意味があるのか

　1958 年の勧告で，それまでの値のさらに 1/3 に下げることが提案され，職業被ばく 50 mSv/y，公衆被ばく 5 mSv/y が示され，その後の約 30 年間この値が継続されました。

　1977 年の勧告では，これまでになかったリスク判断が導入されました。すなわち，ほかの安全な職業と比べて同等とされるリスクであるかどうかの判断がなされ，結果として 50 mSv/y は受け入れられるとし，また公衆被ばくの 5 mSv/y も継続されました。この勧告では，最大許容線量から「線量当量限度」と用語が変わりました。

　1985 年に当時の知見を反映したパリ声明が出されました。そこでは，発がんによる死亡リスクを勘案すると従来の値は大きいとして，公衆被ばくの線量当量限度が 1/5 に引き下げられ，1 mSv/y となりましたが，特別に考慮すべき事情のある場合は，これまでの 5 mSv/y も適用可能とされました。

　1990 年の勧告では，実効線量で職業被ばくは 5 年間の平均で 20 mSv/y（任意の 1 年で 50 mSv 超過しない条件つき）とされましたが，公衆被ばくはパリ声明での値がそのまま引き継がれ，いずれも 2007 年勧告でも変わらず，現在に至っています。なお，この勧告では，線量当量限度が「線量限度」に改められました [3,4]。

　以上の防護基準の変遷について，**表 3-2** にまとめて示しました。

　なお，自然放射線については，次章で詳しく述べますが，自然放射線による被ばくは，国や地域によって，生活環境や個人の生活状況・習慣よって大き

表 3-2　放射線業務従事者および一般公衆の防護基準（ICRP による）

年　（呼称）	放射線業務従事者	一般公衆
1934（耐用線量）	500 mSv/y（0.2 r/d）	－
1937（同）	（0.2 r/d または　1 r/w）	－
1950（最大許容線量）	150 mSv/y（0.3 r/w）	－
1954（同）	〃	15 mSv/y
1958（同）	50 mSv/y	5 mSv/y
1977（線量当量限度）	〃	〃
1985（同）	〃	1 mSv/y
1990（線量限度）	20 mSv/y	〃
2007（同）	〃	〃

な違いがあります。世界平均は約 2.4 mSv/y で，日本の平均は 2.1 mSv/y です [5,6] が，このことは知っておいたほうがいいでしょう。このうち，内部被ばくを除いた外部被ばくによる実効線量は，おおむね 1 mSv/y 程度になりますが，この 1 mSv/y が線量限度を決めるときに影響していることは否めないようです。

6 1 mSv/y は安全レベルか

　公衆被ばくの線量限度が 1 mSv/y に至った経過でもわかりますが，初期のころは，職業被ばくで身体に悪影響が出ないことを基準にしていて，後にはほかの職業とのリスクの比較もなされてきました。公衆の放射線防護を考慮する段階に至り，公衆被ばくは職業被ばくの 1/10 が適当とされてきましたが，1/10 の根拠は明瞭でなく，必ずしも合理的とはいえないと思います。また，1985 年のパリ声明での判断も安全側に立ったもので，それほど明白な根拠があるわけではありません。

　1 年の実効線量 1 mSv は，発がんリスクを 1000 mSv 当り 1％とした場合，年間の死亡リスク 10 万人に 1 人（10^{-5}）に相当します。ICRP 2007 (Publication 103) [7] では，罹患データに基づくがんの名目リスク係数に 0.055 Sv^{-1} が採用されていることから，これを使うと，10 万人に 6 人弱の発がん（すべてのがんで，致死がんだけではない）が推測されるという計算になります。このような計算の意義については後で述べます。

　10^{-5} オーダーのリスクレベルは，おおむね許容されるレベルとみなされていますが，許容されるレベルとは国や時代，また状況や立場，さらに人によっても変わります。**表 3-3** に英国でのリスクの見方を一例として示しました [3] が，これから判断しますと，1 mSv/y は多くの人々が危険と思わないレベルといえるでしょう。

　放射線に限らずどのような事象であっても，ゼロリスクということはありませんから，絶対安全というのはあり得ないということと，リスクの判定にあたっては，単にリスクが受容されるかどうかのほかに，リスクを軽減する費用との兼ね合いで決定されることもしばしばあるということを，留意しておくべきでしょう。

　このように，1 mSv/y には，さまざまな状況からいろいろな視点や思惑のあることがわかります。現実の生活においては，放射線が直接の引き金となっ

第3章 ▌1ミリシーベルトってどんな意味があるのか

表3-3 リスク受容の限度

リスクレベル（/ 年）	判 断
10^{-2}	継続的にこのレベルのリスクは受け入れられない
10^{-3}	防護の最適化が図られているとき，受け入れ可能
$(1 \sim 3) \times 10^{-4}$	危険な作業の事故による死亡率
10^{-5}	さらなるリスクを軽減するために費用を投じようとはしない
$10^{-6 \sim -7}$	とるに足らないリスクとみなすことができる

(Royal Society 1983)

て健康影響の害が出るという事態はみられていませんので，したがって，気にするレベルではないといえるでしょう。その意味において，1 mSv/y は安全なレベルということができ，安全と危険の境界ということにはなりません。境界は 1 mSv/y より高い数十 mSv/y を想定すればよいと考えます。

⑦ 1 mSv の生物学的意味

　生物学的な影響は総線量で説明されます。たとえば，低い線量で影響がみられるとされる血液中のリンパ球の数の変化は，実効線量の 250 mSv で現れはじめ，そのときの線量がしきい線量（しきい値）とされています。この症状は，リンパ球をつくる組織が損傷を受けたことによって生じると理解されています。ほかの多くの組織や器官の機能障害も，線量は異なりますが同様にしきい値があって，その値以上で発症すると考えられています。それらの障害は，放射線以外が原因となって発生する場合もあります。また，症状の程度が軽い場合には，もちろん治癒します。

　なお，最近，眼の等価線量 150 mSv 以下で白内障が出るとの最新の知見からしきい値の見直しが進められ，50 mSv/y，5 年平均で 20 mSv/y が ICRP で勧告されています[8]。

　一方，がんや遺伝性疾患ではしきい値がないとされています。これは，しきい値が全くないというのではなく，しきい値があるかないかが定かでないということです。疫学調査では，100 mSv 以下での放射線による発がんは，他の多くの原因による発がんと競合し，あるいはそれらに隠れて，発がんの原因が放射線にあると確定することができません。このことは，放射線防護・管理上，

100 mSv 以下の低線量域でも線量と影響は比例関係にあってそれなりの影響があるとする，いわゆる「しきい値がない」とするモデル（LNT モデル）が使われていることに関連しますが，これは，確定していない場合は，安全側に立って物事を決めようという立場（影響がないと考えるのではなく，影響があると考えて物事を処理する立場）に立っているからです。

　しかし，生物影響研究をする研究者のなかには，数十 mSv ほどのところにしきい値があると考える学者も多くいます。また，自然放射線レベルから数十倍程度の範囲では，プラスの効果（ホルミシス効果）があると考える学者もいます[9]。これらの考えはいずれもデータに基づいてはいますが，現時点では，関係者の間で合意されるに至っていません。

　さて，年間の実効線量，すなわち線量率（mSv/y）と年数で積算した総線量との関係はどのように考えればよいのでしょうか。1 年間の線量が 1 mSv と少ないといっても，同じ量を被ばくし続けたとしますと，100 年生きれば生涯の総線量は 100 mSv になります。10 mSv/y の場合では 1000 mSv にもなります。これは，影響を心配すべき線量でしょうか。

　生涯で 1000 mSv になるような，1 年間に 10 mSv 程度の低線量率被ばくをそのまま積算した総線量を，短期間の高線量被ばくによる線量と同等に扱うことには疑問があるとされています。つまり，生物の免疫機能や修復作用，新陳代謝などを考えると，低線量率での線量をそのまま積算した線量から考えられる影響より，実際の影響は低いと考えられ，多くの学者・専門家はこれを支持しています。

　事実，日常生活で浴びる自然放射線の積算線量が 250mSv を超え出してから，明らかにリンパ球が減少し出したとか，あるいはほかに症状が出るようになった，といった現象は発生していません。確かに，高齢になるに従って身体が衰え，それとともに生活習慣病をはじめさまざまな病症が出てくることは起こり得ます。その主因を放射線とする考えがあるかもしれませんが，しかしそれは，放射線も数多くあるさまざまな原因の 1 つであるとするのが妥当な考え方でしょう。

　このようにまだまだ未解明のことがありますので，被ばくに関しては低線量と低線量率の両方を併せて，総合的に考察することが重要です。

　前述したように，防護管理で使用している LNT モデルとリスク係数を使えば，たとえば，自然放射線による被ばくのように年間 1 mSv の低い線量率での被ばくでもがん死者数を推定することは，確かにできます。しかし，それが

33

実態を表しているかどうかの判別はできませんので，実際には意味をなしません。このような計算をするためにこのモデルを使うべきでないと ICRP も注意を喚起していて，この種の推定値の扱い方については，十分慎重に対応する必要があります。

おわりに

　ここで述べてきた 1 mSv は，原子力・放射線利用に伴う平常時，あるいは事故時の被ばく線量を念頭においており，自然放射線と医療による被ばくは勘定に入れていません。実際の被ばくは，これらを合算した被ばくですから，総被ばく量は年間数 mSv となります。また，その値の幅は，治療による被ばくを別にしても生活環境や習慣などによって大きく変わり，10 mSv 近くになることも，それほどめずらしいことではありません。

　福島原発事故による外部被ばくでは，一般公衆でこれまでに 1 年間で 10 mSv を超えた人はほとんどいません。また，今後も出ることは考えられず，ほとんどの人は多くても平均的な自然放射線レベルの数倍以内の被ばく量と推定されています。汚染飲食品からの被ばくは，厚生労働省によるマーケットバスケット調査（スーパーマーケットで客がどのような商品を購入しているかを調査する方法）による実態では，事故のあった年で 1 mSv/y よりはるかに小さい 0.0 数 mSv/y 程度であり [2]，その 3 年後ではさらに 1 桁小さい 0.00 数 mSv/y 以下と計算されています [10]。

　本章では，1 mSv が担っているさまざまな意味合い，また導出過程の背景や生物学的な評価について記して，世間で絶対視しているような値ではないことを述べました。以上のことから，1 mSv にこだわりすぎるのは賢明なことではないとわかりますが，このことが一般社会でも広く理解されることを期待したいところです。

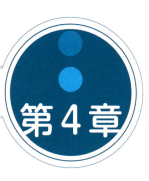

第4章 自然放射線とそれによる線量

はじめに

　私たち，特に日本人の場合，四季の変化のある自然から多くの恵を受けていて，ありがたく美しいものだという意識が強いように思われます。とはいえ，台風や豪雨による風水害で洪水・浸水・土砂崩れなどは毎年どこかで発生しており，さらに地震・津波，火山等を考えると，生涯これらの自然災害に遭わない人はまれではないでしょうか。このようなさまざまな自然の現象を賛美し，またある時は忍耐して受容している私たちですが，自然にある放射線をどのように観取しているでしょうか。放射線が五感に感じないこともあって関心が今一つ低くなりがちなことに鑑み，自然放射線の基本的事柄と日本の状況を簡単に押さえておきましょう。

1 自然放射性物質とは

　放射性物質には，自然放射性物質（天然放射性物質）と人工放射性物質があります。前者は地球が誕生したときから存在していますが，その理由は半減期が長いために現在もまだ存在しているのです。これらには，親，子，孫と続く元素の列，すなわち，系列をつくるために系列核種と呼ばれる核種群と，系列をつくらずに単独で存在する元素（非系列核種，単独核種）があります。これらを表 4-1 および表 4-2 に示しました[1]。系列核種は，そのいちばんはじめの核種，すなわち始祖核種にはトリウム 232（^{232}Th），ウラン 235（^{235}U），ウラン 238（^{238}U），ネプツニウム 237（^{237}Np）があり，したがって 4 系列が存在することになります。それらは，それぞれ α および β 壊変を繰り返して，最終的には安定同位元素である鉛，もしくはビスマスに行き着きます。

　これらは，始祖核種の名前から，順にトリウム系列，アクチニウム系列，ウラン系列，ネプツニウム系列と称されています。このうち，^{237}Np 系列核種は

第4章 ▍自然放射線とそれによる線量

天然に地球に存在することは理論的に考えられますが，その半減期が地球の歴史に比べて極めて短い（214万年）ために，実測で確認することはまず無理と思われます。

表 4-1　放射性系列核種

系列名	始祖核種	半減期（億年）	壊変途中の主な核種	最終核種
トリウム	^{232}Th	140.5	^{228}Th, ^{224}Ra, ^{220}Rn, ^{212}Pb, ^{212}Bi, ^{208}Tl	^{208}Pb
ウラン	^{238}U	44.7	^{234}U, ^{226}Ra, ^{222}Rn, ^{218}Po, ^{214}Bi, ^{214}Pb, ^{210}Pb, ^{210}Po	^{206}Pb
アクチニウム	^{235}U	7.04	^{231}Pa, ^{219}Rn, ^{211}Pb, ^{211}Bi	^{207}Pb
ネプチニウム	^{237}Np	0.0214	^{233}U, ^{229}Th, ^{213}Bi, ^{209}Tl	^{209}Bi

表 4-2　主な放射性非系列核種

核 種	同位体比（%）	半減期（年）	主な放射線とそのエネルギー（MeV）
^{40}K	0.0117	1.277×10^{9}	β：1.314，γ：1.461
^{50}V	0.250	3.9×10^{17}	β：0.4，γ：0.78，1.58
^{87}Rb	27.83	4.9×10^{10}	β：0.272
^{115}In	95.71	6×10^{14}	β：0.48
^{123}Te	0.89	1.3×10^{13}	EC
^{138}La	0.090	1.06×10^{11}	β：0.21，γ：0.81，1.43
^{142}Ce	11.114	7.5×10^{16}	α：1.5
^{144}Nd	23.80	2.1×10^{15}	α：1.83
^{147}Sm	14.99	1.08×10^{11}	α：2.2
^{152}Gd	0.20	1.1×10^{14}	α：2.14
^{176}Lu	2.59	2.2×10^{10}	β：0.43，γ：0.31，0.202，0.089
^{174}Hf	0.16	2.0×10^{15}	α：2.5
^{187}Re	62.60	4.5×10^{10}	β：0.0027
^{190}Pt	0.014	6.9×10^{11}	α：3.854

また，地球の上層大気には，銀河もしくは太陽に起源を持つ極めてエネルギ

ーの高い一次宇宙線（プロトンやヘリウム，さらにより重い元素の核）が入ってきており，それらが大気とぶつかって二次宇宙線（ミューオン，中性子など）が生成されています。その二次宇宙線が，さらに大気と反応して宇宙線誘導放射性核種と呼ばれるトリチウムや ^{14}C はじめ多くの核種が生成されており，それらは，私たちの身近にある大気や地表面近くの土壌や水中に存在しています。これを**表 4-3** に示しました [1]。

　地殻中では，ウランとトリウムなどが，確率は低いものの自然に核分裂（自発核分裂反応といいます）を生じています。さらに，それで生まれた中性子による核反応によって，量としては少ないですが，^{233}U，^{237}Np，プルトニウム 239（^{239}Pu）などの核種が生成されています。これらは，原子炉でつくられる核種と同じです。

表 4-3　主な宇宙線誘導放射性核種

核種	半減期	生成率 $(ms)^{-1}$	推定量 (kg)	存　在
^{3}H	12.33 年	2.5×10^3	3.5	雨水，陸水
^{7}Be	53.29 日	8.1×10^2	3.2	雨水
^{10}Be	1.6×10^6 年	4.5×10^2	4.6×10^5	海底土
^{14}C	5.73×10^3 年	2.3×10^4	7.5×10^4	大気，生体，海水
^{22}Na	2.609 年	0.86	1.9×10^{-3}	海水
^{26}Al	7.4×10^5 年	1.6	1.1×10^3	堆積土
^{32}Si	6.50×10^2 年	1.6	8.1	海水，堆積土
^{32}P	14.26 日	8.1	4×10^{-4}	雨水
^{33}P	25.34 日	6.8	6×10^{-6}	雨水
^{35}S	87.51 日	14	4.5×10^{-3}	雨水
^{36}Cl	3.01×10^5 年	11	1.5×10^4	岩石鉱物
^{39}Ar	2.69×10^2 年	56	22	大気

❷ 自然の中の放射性元素

　たとえば，地表面近くの地殻中には，1 t の土中に，平均的にみてウラン（^{238}U および ^{235}U の合計）が 1 〜 10 g（1 g/t$_{\pm}$ ＝ 0.01 Bq/g$_{\pm}$）存在しています [1]。つまり，10 トン・トラックが土砂を運んでいるとき，そこには 10 〜 100 g

のウランがあることになります。トリウムはそれよりほぼ1桁多く存在します。ウラン，トリウムに限らず，自然界のすべての物質は，土1g中の存在量には大きな広がりがあります。

たとえば，ウラン鉱床などを含まない普通の土壌中のウランの最大濃度は，平均濃度の100倍程度ですが，物質によって含有量が異なり，その違いは6桁（百万倍）にも及びます[2]。一般に，岩石中のウラン濃度は花崗岩で高く，玄武岩では低いことが知られていますが，砂岩，礫岩などの堆積岩ではその成分によって，より広い幅が認められます。

また，海水1t中のウランは，土1t中の量の1/1000程度ですが，海水そのものが多いために，そこに含まれるウランの絶対量は表層土壌中に含まれる量よりも多いと計算されています[1]。河川水中のウラン濃度は海水に比べると少し低いことから，海洋が陸上で生まれたウランのたまり場（シンク）の役割をしていることがわかります。また，トリウムはウランと違って水溶性でないために，その水中濃度はウランよりも2桁ほど低くなっています[1]。

産業で利用されている原料に，ジルコンサンド（耐火物製造材），モナザイト（家庭用ラドン泉源），チタン鉱石（チタン製造材）などがあります。これらは，ウラン，トリウムを比較的多く含むことから自然起源放射性物質（naturally occurring radioactive materials: NORM）として注目されており，現在その規制のあり方が検討されている原材料物質です。また，肥料には，放射性のカリウム40〔^{40}K存在量は安定カリウム39（^{39}K）の1/10000程度〕を比較的多く含むものもあります。

多くの飲食品中には，放射性元素が認められています。植物は，大地および大気中から栄養素や水分を吸収して生育しています。動物はそれらを食べ，あるいはそれら食べた動物を餌としているために，最終的には，環境中の元素は多かれ少なかれ，私たちの体内に取り込まれることになります。生物も地球構成要素の1つであることを思えば，当然のことといえます。なお，動植物が元素を濃縮する形態は多様ですが，基本的には，その生物にとって必須元素の場合は，一定濃度を保ちかつ恒常性を保持するために，その元素の濃縮が行われることになります。

たとえば，水によるセシウムの濃縮係数は，カリウム濃度に依存し，その濃度が低いほど濃縮係数が大きくなることが知られています。環境中における物質の移行経路や濃縮係数は，生物の体内濃度の支配要因ですが，それと同時に，環境中の放射性元素の性状と動態や濃度分布を知るうえでも，たいへん重要な

ファクターといえます。

　大気中の放射性物質は,ラドン・トロンとその短寿命壊変生成物(ポロニウム,鉛,ビスマス)が主な元素です。壊変生成物は,何にも付着しない単体の元素の状態でも存在していますが,エアロゾル（大気中のさまざまな微粒子）に付着したものが多いために,その性状や粒径分布,動態などはエアロゾルとほとんど同じと考えてよいでしょう。通常,エアロゾルはフィルタで捕集されますが,フィルタに捕捉されている放射性物質のほとんどは,ラドン・トロンの壊変生成物です。これらの大気中濃度は,時間および場所によって大きく異なり,1桁以上の変動幅があることもまれではありません[3]。

③ 自然放射線による日本人の被ばく線量

　自然放射線による日本人の平均的な年間の被ばくによる実効線量は,2.1ミリシーベルト（mSv）です。図4-1は,筆者らによる算定[3]ですが,これに従ってその内訳をみてみましょう。なお,カッコ内の値は世界平均値で,日本の値とは違っていますが,これについては後章で述べます。

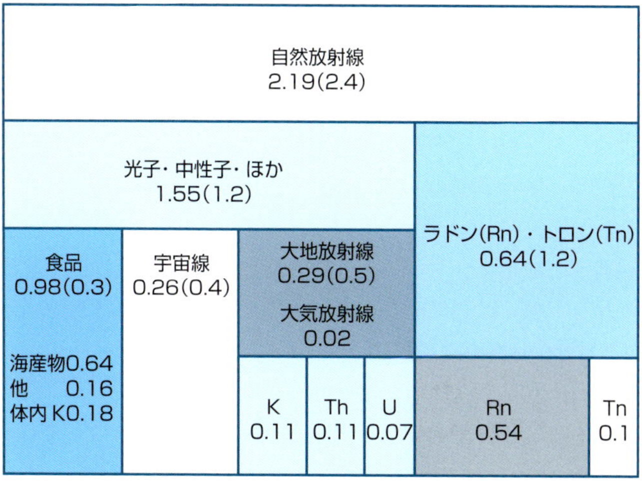

下が海産物の新しいデータで計算　　合計 : 2.17(従来1.5)
外部被ばく(宇宙線＋大地放射線) : 0.55(従来0.7)
内部被ばく(食品＋ラドン・トロン) : 1.62(従来0.8)

図 4-1　わが国の自然放射線による被ばく線量

第4章 自然放射線とそれによる線量

　まず，成分でみると，ラドン・トロンによる線量が 0.64 mSv で，それ以外の光子，中性子などによる分が 1.53 mSv になります。ラドン・トロン分の内訳は，ラドン寄与分が 0.54，トロン寄与分が 0.10 です。なお，第 2 章で述べたように，ラドン・トロンの影響を担うのは，それらの子孫核種になります。すなわち，^{222}Rn の短寿命の子孫核種 ^{218}Po，^{214}Pb，^{214}Bi に由来しています。その理由は第 3 章に述べたように，ラドンは気体であることから吸気されても呼気とともに排出されて，実質的な影響は小さいのです。それに対して，その子孫核種は金属原子であることから，吸気されると呼吸気道内壁に沈着してそこで放射線を出しますので，計算から呼吸気道内壁細胞への影響はラドンの40 倍ほどと見積られます。

　光子・中性子成分は，食品に含まれる物質のほか，宇宙線と大地からの放射線（主にガンマ線）があります。食品から体内に入ってくる放射性物質では，海産物に含まれる ^{210}Po からのアルファ線の寄与の大きいことが日本の特徴となっています。その理由は，最近，測定が精密化しかつ測定データが増えたことから，魚介類に ^{210}Po が多く蓄積されているのが明らかとなったことです。日本人は，魚介類を多くとる食生活のために，欧米諸国の人々に比べてこれによる内部被ばくが大きく，0.64 mSv を超えると見積られます[3]。そのために，以前には 0.3 mSv であったのが，0.5 mSv ほど高くなって 0.8 mSv となりました。食品中の海産物以外の「他」は 0.16 mSv，また体内に入ったカリウム（^{40}K）による寄与が 0.18 mSv あり，合計で 0.98 mSv と見積られます。

　外部被ばくと内部被ばくの観点からみると，外部被ばくは全体で 0.57 mSv で，その内訳は，宇宙線分が 0.26 mSv，大地からのガンマ線分が 0.29 mSv です。大地ガンマ線のうちウラン系列とトリウム系列からの寄与分がそれぞれ0.07 mSv，0.11 mSv で，^{40}K による分は 0.11 mSv です。大気中ラドン子孫核種からのガンマ線分は 0.02 mSv 程度あります。一方，内部被ばく全体では1.62 mSv で，その内訳は，呼吸によるラドン・トロンが 0.64 mSv，食品由来が 0.98 mSv です。その主となる線量はアルファ線によるものです。

　どこから来る放射線が線量として大きいのかは，外部被ばくでは重要です。どれぐらいの範囲からの放射線が寄与するかをみてみましょう。ある場所における大地からのガンマ線の 90%は，半径 10 m，地下 20 cm 以内からの寄与であると見積られています[4]。また，ラドンによる被ばくは，核種別では 98%がその子孫核種によるものであり，場所別では 90%が屋内での被ばくと算定されます。

40

4 データ収集や地域・場所による違い

前節で述べた線量の値は，往々にして固定化されて，いわば正しい数値としてみられがちです。しかし，データの収集範囲や研究者・集計して算定する機関などによって違うことが**表 4-4** からわかります。算定者 A と算定者 B（筆者ら）の違いは，集計したデータの違い（収集先や数が異なる）にあります。データを多く集めたほうが精度がよくなることは一般的にいえますが，収集に偏りがないかどうかが問題となります。偏りがある場合は，平均値あるいは代表値といえない場合が出てきます。算定者 A と B にデータ収集に恣意的な意図があったとは考えられませんが，データ収集の範囲と数に違いがあったことは当然と推定され，それが数値に現れていると考えます。また，ラドン・トロンの場合は，日変動，季節変動，地域差などが大きいことのほかに，線量計算過程で入ってくる親核種のラドン・トロンとそれらの子孫核種の比率の算定の違いなどがあり，数値の差が大きく出やすく，また幅が大きくなります。

表 4-4 異なる集計者による線量の違い（単位：mSv/y）

	算定者 A	算定者 B	値の幅	値の違いと幅の事由
宇宙線	0.30	0.26	高い値 0.36	緯度と海抜の違い
大地放射線	0.33	0.29	± 33%	地質，地形，構造物
ラドン・トロン	0.46	0.64	± 100%	環境，習慣，屋内外
体内放射線	0.98	0.98	± 29.4%	食習慣，食べる量
合計	2.07	2.17		

算定者 A：新版生活環境放射線 2011 年版[5]
算定者 B：ISOTOPE NEWS, 706, 23-32, 2013
ラドン・トロンの値の幅は，純粋に統計計算で得られたものでなく概略的なものである。

次に，宇宙線そのものに着目してみましょう。宇宙線は，銀河から来る銀河宇宙線と，太陽から来る太陽宇宙線があります。両方とも，宇宙線の成分には大差ありませんが，持っているエネルギーが違っていて，銀河宇宙線のほうが太陽宇宙線より 3 桁大きいくらいのエネルギーを持っています。地球に入ってくる宇宙線を一次宇宙線といい，それが地球の大気と反応して二次宇宙線をつくります。地上に到達するのは，二次宇宙線です。その成分は，ミューオンが 70％以上で，残りが中性子やガンマ線などです。

41

第4章 自然放射線とそれによる線量

　二次宇宙線の強さの分布は，緯度と高度によって変わります。地球磁場の関係で，北極や南極から宇宙線は入りやすく，したがって高緯度のほうが宇宙線線量は高くなっています。また，海抜高度が高くなるほど宇宙線強度は上がります（100 m で 0.1 mSv）ので，たとえば，東京よりも長野市のほうが宇宙線線量は大きくなっています。

　次に，大地放射線についてみることにしましょう。地殻にはウランやトリウムが含まれることは前に述べました。概略的にいえば，ウランは花崗岩に多く含まれる傾向にあります。西日本は花崗岩地帯が多く，東日本は玄武岩が地表を覆っているところが多いので，西日本が東日本よりも大地放射線による線量は高い傾向，すなわち，西高東低の傾向にあります。県別の平均値を校庭での値でみた場合，最も高いのは岐阜県，逆に最も低いのは神奈川県で，その違いは 3 倍にもなります。もちろん，同じ県内でも差があり，1.5 倍程度の違いがあります。**図 4-2** に県別の地表ガンマ線の線量率を示しました[6]。そのグラフには，A，B，C の 3 つの機関による調査結果が記載されていて，機関によって値が大きく違う県があれば，あまり違わない県もあります。調査機関による線量の違いは，測定場所，すなわち多くの場合入れ土がされている校庭，上流からの流入堆積物の多い河川敷，手入れの少ない神社境内・空き地などの違いが原因として考えられます。

　平均値や代表値を使用もしくは議論するときは，以上のことをよく熟知したうえで行うべきであることは，いうまでもありません。

● 5 ラドン含有温泉

　ラドンについて，少し詳しくみてみましょう。日本は火山列島の上に位置し，各地に温泉があって，火山地域でないところでも温泉が湧き出しています。それらのなかには放射能と称している温泉がありますが，そのほとんどはラドン含有温泉です。日本国内の放射能温泉（ラドン含有温泉）を，**図 4-3** に示しました。

　わが国の 3 大ラドン含有温泉をあげるとすれば，山梨県北杜市の増富（ますとみ）温泉，鳥取県三朝町の三朝（みささ）温泉，島根県大田市の池田温泉（三瓶温泉）でしょう。増富温泉は首都圏に近いこともあり，また近くには登山をする人にはよく知られた金峰山や瑞牆山などがあって，これらの人たちにも 1 泊の宿としてよく利用されています。宿では，ラドン水の宅配要望にも応じて

います。そのうえに、近在の人たちはラドン水でご飯を炊くとおいしいとして、多くの人が20リットルのポリ容器にその湧き水を入れて自宅に持ち帰っているのをみかけます。

　三朝温泉は、土地が広く開けている地形で、そこに多くの人が生活をしている有名な温泉町です。また、岡山大学の温泉療法を研究する施設と病院が置か

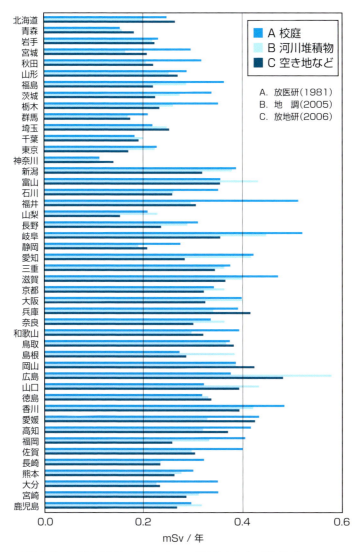

図 4-2　都道府県別の地表ガンマ線線量分布（湊進氏による）

第4章 自然放射線とそれによる線量

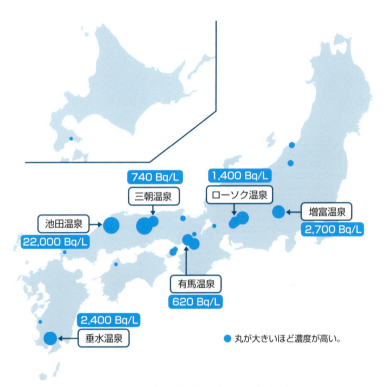

図 4-3　日本の放射能（ラドン）温泉

れていて，医師の下，わが国唯一のラドン含有温泉による療法を行っていましたが，2017年に閉院となっています。

　池田温泉は，三瓶火山の麓に湧出する温泉で，湯治場的な温泉とのことですが，残念ながら筆者は行ったことがないので，詳細はわかりません。ただ，場所的にみて，3つの温泉のなかでは最も素朴な温泉と思われます。

　ほかには，神戸市の有馬温泉が関西の奥座敷ともいわれて古くから知られ，また，ラドン含有温泉としても有名です。鹿児島県垂水市の垂水温泉は，わが国でトップを争うぐらいラドン濃度の高い温泉ですが，世間にはあまり知られていないローカルな温泉です。岐阜県東濃地方は，基盤地質が花崗岩・流紋岩のため，多くのラドン含有温泉（白狐温泉，瑞浪温泉，明世温泉など，いずれも湯温は低い）がありましたが，現在は営業しているところは少ないようです。そのなかで，中津川市の高山温泉の湯之島ラジウム鉱泉保養所，一名「ローソク温泉」は山の中の一軒家ですが，ラジウム含有量が日本一の湯治場として知

られています。

　さらには，古くから湯治場として知られている新潟県阿賀野市東部に点在する村杉温泉・出湯温泉もラドン含有温泉として知られています。秋田県の玉川温泉は，北投石を産することで，この方面の科学者にはよく知られた温泉ですが，一般にはたいへん酸性度の高い湯治場として知られ，ラドン濃度よりも空間線量率の高い温泉です。このほかにも，たとえば愛知県では，猿投グリーンロードの近くにある猿投温泉をはじめ，各地にラドン含有温泉があり，その含有量などは保健所による成分分析表で確認できます。

　また，街中には，人工のラドンやトロン発生装置を用いたラドン含有温泉やトロン含有温泉があります。

⑥ ラドン含有温泉の被ばく線量

　岐阜県のある温泉宿で被ばく線量を推定したデータがあります[7]。それによると，ラドン濃度は，温泉施設内の空気中濃度（季節は秋）が 30 ～ 75 Bq/m^3 であり，温泉の源泉水濃度が 3500 Bq/L となっていて，湯殿の平均的濃度（源泉測定の約 10 時間後）が 280 Bq/L でした。源泉と湯殿の濃度差が大きいのは，湧き出し水量があまり多くない源泉水をためてから湯殿に入れて，さらにそれを沸かしており，時間と手間隙がかかっているからと考えられます。しかし，この濃度は，あくまであるときの値であって，別のときに測れば数倍違うことは十分にありうることです。

　浴室や脱衣室，部屋，屋外など湯治客が滞在すると思われる場所での被ばく線量の内訳を表 4-4 に示すが，1 日の全被ばく線量は 5.3 ± 0.6 μSv と見積もられました。浴室での被ばくでは浴槽から空気中に出たラドンの分が加わります（表 4-4 には示していない）が，これの吸入による線量は平均 0.046 μSv と見積もられ，これは浴室以外での被ばくの約 1％にすぎません。

　また，この温泉宿では，1 日にコップ 1 杯（180 mL）の源泉を飲むことが習慣となっていますが，その被ばく線量は 2.2 μSv と見積られます。したがって，源泉を飲用している湯治客にとっては，これが大きな被ばく線量であることになります。源泉濃度も 0.7 ～ 1.4 倍程度の変動がみられますので，飲用による被ばくも 1.5 ～ 3.1μSv の幅があると見積られます。1 年間に 3 週間だけ滞在したとしますと，この場所での年間の被ばく線量は 46 μSv（32 ～ 64 μSv）程度と見積られています。

表 4-4　温泉宿のラドンによる実効線量

	ラドン濃度 (Bq/m³)	湯治客1日の滞在時間 (h)	湯治客1日の被ばく線量 (μSv)	従業員1日の滞在時間 (h)	従業員1日の被ばく線量 (μSv)
部屋	52.5 ± 10.1	14.5	2.7 ± 0.5	10.5	2.0 ± 0.4
食堂	59.0 ± 8.2	2.0	0.4 ± 0.06	8.0	1.7 ± 0.2
脱衣室	53.5 ± 8.7	0.5	1.0 ± 0.2	1.0	0.2 ± 0.03
浴室	53.5 ± 8.7	0.5	1.0 ± 0.2	0.5	0.1 ± 0.02
屋外	6.3	6.5	0.18	4.0	0.11
(合計)	—	24	5.3 ± 0.6	24	4.1 ± 0.4

　また，湯治客が3週間滞在して帰宅した後の期間は通常の環境で生活したとして，1年間の被ばく線量は，0.60 mSv としています。なお，1年間を通してここに滞在したとすると 2.8 mSv となります。
　一方，施設の従業員の場合，1日の被ばく線量は，湯治客より 1.2 μSv 低い 4.1 ± 0.4 μSv と見積られ，1年間の生活では 1.5 mSv です。これらの値は平均的な値ですが，空気中ラドン濃度と源泉のラドン濃度の変動幅を考慮すると，源泉を飲用する湯治客ではおよそ −90%〜+250% 程度の幅が，また飲用しない従業員では，−50%〜+200% 程度の幅が見積られることになります。
　なお，湯治客が療養や治療で受ける線量は，ここで述べた線量と意義や目的が違うので，単純に比較することはできません。

おわりに

　放射線は，太古から自然界のどこにでもあること，また，その値は地域や場所によって大きく違うこと，特に空気中にはラドンがあって，それを呼吸によってだれもが吸入していること，さらに，食べ物にも放射性物質が含まれ，体内にも放射性物質があって自分自身で被ばくをしていること，それらによる年間の線量は，2.1〜2.4 ミリシーベルトあることなどを記しました。自己の健康影響や変化については，私たち自身がそれぞれ意識して感じているところですが，自然放射線による健康被害は認識されていないと思います。

コラム ③　NORM

　NORM とは，自然起源放射性物質（naturally occurring radioactive materials）のことですが，自然放射線を含めて使われることもあります。NORM は多方面で使用されていて，放射線審議会基本部会の報告書では，それを 8 つに区分し，規制値も例示しています。

　区分 1 は，NORM 中の NORM ともいうべきもので，まさに手を加えていない自然物がこれに相当します。これには，庭石，研究・教育用の鉱物サンプル，博物館の鉱物サンプル，工事現場や河原から出た鉱物などが含まれます。また，規制値としての線量の目安や基準は示されていません。

　区分 2 は，チタン工場などから廃棄された残渣や，あるいは不法投棄されたもののように，過去の操業において廃棄された残渣の中の自然放射性物を含むものが該当します。線量の規制は，1 ～ 10 mSv/ 年の範囲で今後決めるべきとされています。

　区分 3 は，石炭灰（フライアッシュを含む），ガス田・油田の缶石，製鉄での鉱滓などのように，現在操業中の産業で生成される残渣，灰，缶石などが該当します。これらは，今後対策を講ずべきものとされ，その線量目安のレベルは 1 ～ 10 mSv/ 年が示されています。

　区分 4 は，現在操業中の原材料の残渣であり，操業中の鉱山の残土や捨石も含まれます。この規制値は 1 mSv/ 年として，これを超えた場合，規制するか介入にするかは今後の検討としています。次の区分 5 と共通でモナザイト，バストネサイト，ジルコン，リン鉱石，トリウム鉱石，チタン鉱石ほか，多くの原材料があります。

　区分 5 は，産業用の原材料として分類されており，規制もしくは介入されるべきとしていて，その基準は 1 mSv/ 年が示されています。

　区分 6 は放射性に着目した利用，あるいは着目しない利用にかかわらず，放射性物質を含む一般消費財です。線量規制はケースバイケースで，0.01 ～ 1 mSv/ 年の範囲で免除レベルとしての規制が適当とされています。

　区分 7 は，放射線を放出する性質を意図して利用するために精製された核燃料物質や放射線源として使用するもので，ウラン・トリウムの核燃料物質とラジウムがこれに該当します。これらは，原子炉を規制する法律や放射線障害を防止する法律の下で規制されていて，規制値は 0.01 mSv/ 年とされています。

　最後の区分 8 がラドンになります。放射線源のラジウムから出るラドンと核物質原料鉱山のラドンは，既存の法律で管理されます。他方，ラドンは一般環境中に常に存在して，日常生活に密着していることから，こちらの規制・介入は，一筋縄ではいかないとして対応策は先延ばしにされ，今後の検討課題となっています。

48

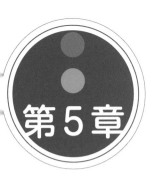

第5章 福島原発事故による線量

はじめに

　東京電力福島第一原子力発電所事故（福島原発事故）が起こってから，本書を書いている2019年現在，早や8年が過ぎました。原子炉の状態はおおむね安定的に推移しているようにみえますが，事故そのものは収束していません。事故全般の調査も，2012年7月末には，民間事故調査報告書，東電事故調査報告書，国会事故調査報告書，政府事故調査報告書と4種の報告書が出そろいました。しかし，一部には見解の異なる部分が報道により指摘されるなどして物議を醸しましたが，不一致の大きな理由は，技術的な面からいえば，完全な立入りによる目視検査などができていないからと考えられます。これらは今後の専門家による綿密で実直な調査に待つしかありません。

　それはそれとして，今，眼の前にある「放射能」が純粋に生物学的にみて危険性の程度はどれほどかということが一般公衆に明らかにされて，周知されなければなりません。ところが，その危険性の程度がどのくらいなのかが判然としないうちに，多くの一般公衆はもちろん，行政に至るまでが「放射能は危険だ」という声に巻き込まれているように思われます。その結果，一時避難者がいつ帰宅できるかわからない状態に置かれ，除染も，その必要性がいわれているにもかかわらず遅々として進んでいません。また，現時点では，ほとんど危険性を意識しなくてもよいレベルの食品に対して，過度な反応がみられる状況にあります。さらには，原発事故の影響をほとんど受けていない宮城県北部や岩手県南部の大量のガレキに対して，神経質なまでの放射能忌避感情がみられるなど，一連の社会的な問題が起こっています。今，私たちに求められているのは，放射線問題を2つ，すなわち科学的問題と社会的問題とに分けて，それぞれ冷静かつ合理性をもって対応することであると思います。

　ここでは，科学的な立場から，概括的な線量と一般市民から寄せられる疑問も含めたいくつかの例の線量が，どのぐらいになるかを計算で見積ってみたいと思います。

第5章 福島原発事故による線量

① 福島原発事故での被ばく線量

　2011年7月16日現在，福島市の1時間の放射線量（空間線量）は1.32 μSvでしたが，東京新宿区にあるモニタリングポスト（新宿MP）の値は0.058 μSv/h，名古屋は0.067 μSv/hで，東京と名古屋はともにほぼ平常値の変動幅に入っていました[1]。このことは，図5-1に示されている3月16日から5月8日までの線量の経時変化のグラフをみればわかります。同年5月9日以降7月16日まではこの図には描かれていませんが，各地とも線量はほぼ横ばいで，毎日の値はほとんど変化がないことがわかっています。

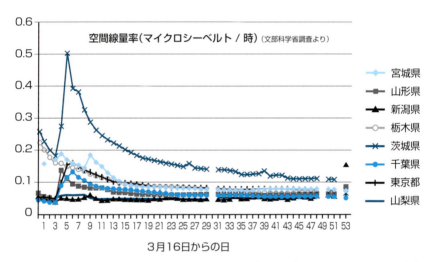

図 5-1　各都県のモニタリングポストの空間線量率（右端は平常時の最大値）

　さて，新宿MPの値が地上での値を示していないのではないかという市民からの訴えで，都・区のほか，諸団体によって独自に測定が始められました。渋谷区の校庭・園庭の地上1mでの空間線量率は0.051 μSv/h[2]（6月17〜22日）で新宿MPの値と変わりません。一方，葛飾区内7か所の値では0.26〜0.12 μSv[3]（7月7日）と新宿MPより高い値が測定されています。その原因は，SPEEDIの図（発災当時）から明らかなように，東京の広い23区内において，葛飾区など東京駅より東側半分と新宿区などの西半分とでは，東京に流れ込んできた放射性雲（放射性プルーム）に濃度の違いがあったことです。

　この値に8760時間を掛けて1年の放射線量に直しますと，それぞれ，福

島は 11.6 mSv, 新宿 MP は 0.51 mSv, 名古屋は 0.59 mSv, 渋谷は 0.45 mSv, 葛飾区は 2.28 ～ 1.05 mSv となります。もちろん, これは自然放射線を含んだすべての環境ガンマ線による線量です。日本の平均的な大地からの放射線量は約 0.04 mSv ですが, 都会など人工建造物（建物, 道路, 橋梁など）が多い場所では, その構造材と立体的構造などからこれより大きい値となる場合があって, 東京都の 0.51 mSv, 名古屋市の 0.59 mSv は, おおむねそのようなことが原因となった線量とみられます。しかし, 東京葛飾区の 2.28 ～ 1.05 mSv はどのように考えたらよいでしょうか。測定が 7 か所あることから, この地域では全体的に放射線量が高くなっているとみるのが妥当と考えられます。バックグラウンド（自然放射線による）値はこれよりかなり低いので, 福島原発事故由来の ^{137}Cs による線量が 80％程度占めると推測されます。なお, 福島市ではほぼ 95％が ^{137}Cs に由来する線量と推定されています。

　さて, より詳細に評価するために, 屋外と屋内に分けます。それは, 屋外の値がそのまま屋内の値になるのではなく, 家の中ではこれより小さい値となります。その理由は, 外部からの放射線は建物や屋内の家具類での遮蔽による減衰があるためです。これらによる減衰率は, 建材や構造, 階層によって大きく変わり, また家具類が部屋の中でどのように配置されているかによっても変わります。このような点を考慮して, ここでは, 屋内の値は屋外の 40％ [4)] とします。また, 屋外と屋内で過ごしている時間の割合（滞在比率）も人によって変わりますが, 平均的な値である屋外滞在 8 時間, 屋内滞在 16 時間とします。

　以上の諸点を考慮すると, 福島市に居住する人の外部被ばくによる実効線量は 6.6 mSv と算定されます。さらに, これに内部被ばくの分が加算されますが, 現時点では, 大気中に放射性物質がほとんどないこと, 飲食物の摂取による被ばくも相当に低いことから, 内部被ばくは外部被ばくの 3％程度をみておけばよい [5)] とする見積もりがあり, また次節の計算例に示されているように内部被ばくは小さく, 全体の被ばくとしては, 外部被ばくとほぼ同じ 6.8 mSv となります（**表 5-2**）。

第5章 福島原発事故による線量

表 5-2　福島原発由来のセシウムによる実効線量（単位：mSv/y）

	屋外線量 自然分含む	セシウム のみ*	外部被ば く：屋外 ＋屋内	内部被ば く：3%の 見積もり	内部・外 部被ばく 合計	総計*2
福島市	11.6	11.0	6.6	0.20	6.8	8.9
東京都 MP	0.51	－	－	－	－	2.1
東京都 A	2.28	2.00	1.2	0.04	1.2	3.3
東京都 B	1.05	0.81	0.49	0.015	0.51	2.6
名古屋市	0.59	－	－	－	－	2.1

＊　福島市：95%とした。東京都 A：0.28 mSv/y，東京都 B：0.24 mSv/y，
＊2　自然放射線分 2.1 mSv/y を合計に加算した。

② さまざまなケースの線量

1）放射性雲（放射性プルーム）を吸入したとき

　事故直後から，大気中に漏出した放射性物質が東京都立産業技術研究セ
ンターによって測定され，その核種はヨウ素（^{131}I，^{132}I），セシウム（^{134}Cs，
^{137}Cs）と同定されています。その濃度は，3月13日，14日は測定されてい
ませんが，15日，16日は測定されていて，その後は微量となっています。最
も高い値を示したのは，3月15日10時〜11時で，^{131}I が 241 Bq/m^3，^{132}I
が 281 Bq/m^3，^{134}Cs が 65 Bq/m^3，^{137}Cs が 60 Bq/m^3 となっています。

　放射性物質の吸入による内部被ばく線量（預託実効線量，預託線量につい
ては第2章を参照）は，原子力安全委員会「環境放射線モニタリング指針」[6]
により，線量計算式が与えられていて，簡略化して示すと次式のようになりま
す。

$$預託実効線量＝大気中の放射能濃度×呼吸率×$$
$$滞在時間×実効線量係数　\cdots\cdots\cdots\cdots（式 5\text{-}1）$$

　単位は，預託実効線量は mSv，大気中の放射能濃度は Bq/m^3，呼吸率は
m^3/h または m^3/d（大人は通常 22.2 m^3/d），滞在時間は h または d，実効線
量係数は mSv/Bq（^{131}I：1.5×10^{-5}，甲状腺移行を 20%とした値，^{134}Cs：
2.0×10^{-5}，^{137}Cs：3.9×10^{-5}）です。ここで，注意すべきことは，体に摂
取されたヨウ素は主に甲状腺に移行する事実に基づいて，摂取されたヨウ素の

52

20%が甲状腺に移行し，残りは体外に排出されるとしていることです。甲状腺に吸収された放射性ヨウ素による影響で考慮すべきは発がんであり，それを評価するための実効線量を求めています。

半減期は，^{131}I が 8.02 日，^{132}I が 2.30 時間，^{134}Cs が 2.06 年，^{137}Cs が 30.2 年ですので，半減期の短い ^{132}I を除いて，そのほかを 1 時間吸入したときの被ばく線量（実効線量）は，順に 3.3 μSv，1.2 μSv，2.2 μSv となり，総線量は 6.7 μSv となります[7]。表 5-3 に示すように，ほかの時間帯での濃度変化も考慮した 1 日の 3 核種の総線量は 14.6 μSv であり，それらを 3 月 16 日の値と合せた線量は 16.45 μSv（丸めて 0.016 mSv）です。なお，この値は，健康に影響を及ぼすほどの量ではありません。

表 5-3　大気中濃度とその吸入被ばく線量（濃度データは東京都産業労働局 HP から）

日	時刻	濃度（Bq/m³）半減期				線量（μSv）			
3 月		^{131}I 8.02 日	^{132}I 2.30 時	^{134}Cs 2.06 年	^{137}Cs 30.2 年	^{131}I	^{134}Cs	^{137}Cs	合計
15 日	10〜11 全日	241	281	64	60	3.3 7.8	1.2 2.4	2.2 4.4	6.7 14.6
16 日	4〜5 全日	22	15	4.7	4.8	0.31 1	0.087 0.3	0.17 0.55	0.57 1.85
						2 日間の合計			16.45

注：時刻は最高値の得られた時間帯，全日は他の時間帯も入れた 1 日の値

2) 雨に濡れたときの皮膚

福島原発事故以降，雨が危険といわれるのは，原子力発電所から環境に漏出した放射性物質が雨とともに地表に降下してくるからです。3 月 21 日 9 時〜23 日 9 時の 48 時間に，東京で雨が降りました。この期間に，降下した ^{131}I は 68000 Bq/m²，^{137}Cs は 5630 Bq/m² と報告されています（東京都健康安全研究センター報告）。48 時間の降雨で放射性物質が均一に降ったとしますと，1 時間で ^{131}I が 1400 Bq/m²，^{137}Cs が 120 Bq/m² の割合で降ったとみることができます。

この雨に濡れて，^{131}I が皮膚の表面に広く付着した場合を考えてみましょう。放射性物質が皮膚に付着した場合の障害は，皮膚に紅斑ができたり，ただれたり，あるいは脱毛などです。そのため，ここでは皮膚障害を起こす線量を考えるために等価線量を計算します。皮膚表面の汚染が 1 Bq/cm² 当りの皮膚の線

量率 (nSv/h) は, 皮膚の深さ 70 μm のとき, ^{131}I の線量換算係数は 1.319 (μSv/h) / (Bq/cm^2) [8)] ですから, 皮膚（深さ 70 μm）の線量率は次式で計算できます。

皮膚の線量率＝皮膚に付着した放射能×線量換算係数

$\cdots\cdots\cdots\cdots\cdots\cdots\cdots\cdots\cdots\cdots\cdots\cdots\cdots$ (式 5-2)

　すなわち, 約 0.19 μSv/h となります。雨に濡れていた時間を 12 時間としますと, 12 倍して約 2.3 μSv となります。
　一方, セシウムの皮膚への付着による放射能はヨウ素の約 1/10 とみられますから, 計算は示しませんが, ヨウ素の 1/10 ほどなので, 両方を合計して 2.5 μSv 程度と見積もられます。皮膚障害は 1Sv 以上で現れることを考えると, これのおよそ 1/40 万と算定される値を心配することはありません。

3) 放射能汚染イワシ 200 g を食べた

　この場合も飲食による体内摂取での評価になるので, 預託実効線量を計算します。食べたイワシ 200 g には, 放射能として ^{134}Cs が 50 Bq, ^{137}Cs が 50 Bq, ストロンチウム（Sr）が 0.15 Bq あるとします。預託実効線量は線量換算係数を使うことによって, 次の式で簡単に求められます。

預託実効線量＝放射能 (Bq) ×線量換算係数 (μSv/Bq)

$\cdots\cdots\cdots\cdots\cdots\cdots\cdots\cdots\cdots\cdots\cdots\cdots\cdots$ (式 5-3)

　ここで, 線量換算係数は核種によって違い, ^{134}Cs : 0.019 μSv/Bq, ^{137}Cs : 0.013 μSv/Bq, ^{90}Sr : 0.028 μSv/Bq を使います。計算結果は, ^{134}Cs で 0.95 μSv, ^{137}Cs で 0.65 μSv, ^{90}Sr で 0.0039 μSv となり, 合計の預託実効線量は 1.6 μSv となります。これは成人についての値であり, 幼児は線量換算係数が違うので, 表 5-4 に示す値になります。なお, ^{90}Sr の幼児の線量換算係数は不明のため, 成人の 2 倍としています。これらの量によって人が影響を受けることはありません。

表 5-4　イワシ 200 g を摂取したときの預託実効線量

核　　種		^{134}Cs	^{137}Cs	^{90}Sr	合計
	イワシの放射能（Bq）	50	50	0.15	
成人	線量換算係数（µSv/Bq） 預託実効線量（µSv）	0.019 0.95	0.013 0.65	0.028 0.0039	1.6
幼児	線量換算係数（µSv/Bq） 預託実効線量（µSv）	0.026 1.3	0.021 1.05	0.056* 0.0078	2.4

＊成人の線量換算係数の 2 倍とした。

4）毎日摂取しているカリウム

　私たちは，毎日の食事で必須元素であるカリウムを摂取しています。そのため，体内は摂取量と排泄量とがつり合っていて，いわゆる飽和状態に達していると考えます。カリウムには安定（非放射性）カリウム（^{39}K）と放射性カリウム（^{40}K）がありますが，^{40}K は全カリウム中約 1 万個に 1 個の割合（0.0117 ％）にすぎませんが，成人の体内のカリウム放射能はおよそ 4000 Bq です。

　^{40}K が 1 年間に壊変する数は，4000 s^{-1} × 3.15 × 10^7 s = 1.26 × 10^{11} です。壊変時に出るベータ線のエネルギーは連続していて，その最大エネルギーは 1.311 MeV ですから，実効エネルギーはその 1/3 の 0.437 × 10^6 eV とします。壊変した数 1.26 × 10^{11} にこれを掛けて，さらに eV を J（ジュール）に変換します（1 eV = 1.6 × 10^{-19} J を掛ける）と，8.8 mJ となります。シーベルトは単位質量当りのジュールですから，8.8 mJ を 60 kg で割ることによって 0.15 mSv が得られます。^{40}K は 1.311 MeV 以外に 10.8 ％ほど別のエネルギーのベータ線を放出していることと，ガンマ線にも配慮する必要があることを考えると，もう少し大きい値となります。

　なお，^{40}K の 1 日の摂取量は 81.5 Bq（全カリウムで約 2.7g）とみられている[9]ので，これから預託実効線量を求めることができます。式 5-3 と線量換算係数 6.2 × 10^{-9}［Sv/Bq］を使って 1 年間の摂取による預託実効線量を計算すると，81.5 Bq/d × 365.25 d × 6.2 × 10^{-9}Sv/Bq × 103 = 0.18 mSv となり，文献にある値[10]が得られます。しかし，永続的に毎日摂取しているカリウムについては，一時的あるいは一定期間だけに摂取したものを対象に算定する預託線量ではなく，体内に常に存在する一定の量（平衡量）から求める線量に合理性があると思われます。

第5章 福島原発事故による線量

5）児童が土を誤飲した

　園児や学童は，園庭・校庭で砂遊びや泥んこ遊びをして喜んでいます。喜ぶということは，体がそれを要求していることと考えられますし，またそのことは，将来の自己形成に不可欠であるということが，意識することなくわかっているのかもしれません。

　ここで，放射線量率が 0.3 μSv/h の地域を考えてみましょう。比較的に線量の低い福島県会津地方などにみられる線率です[11]。これは，自然放射線による寄与分も含んでいますから，その分である 0.04 μSv/h を差し引いて，0.26 μSv/h が事故に由来する線量となります。汚染核種は ^{134}Cs と ^{137}Cs で，放射能の量は同じとします。地表面に沈着した放射能密度から放射線量率への換算係数（μSv/h）/（kBq/m^2）は，^{134}Cs が 0.00686，^{137}Cs が 0.00268[12]ですから，両方を合計した沈着放射能密度は 70 kBq/m^2 となります。これから土の放射能濃度に直すために，土の密度を 1.3 g/cm^3，土の深さ（その深さまで汚染しているとします）を 5 cm として換算係数を求めますと，65（kBq/m^2）/（Bq/g）となります。沈着放射能密度 70 kBq/m^2 をこの換算係数で割りますと，土壌濃度が 1.1 Bq/g と求まります。少しややこしいので，その流れを図 5-2 に示しました。

　この土を 15 g（大さじ 1 杯）飲み込んだとします。線量換算係数（mSv/

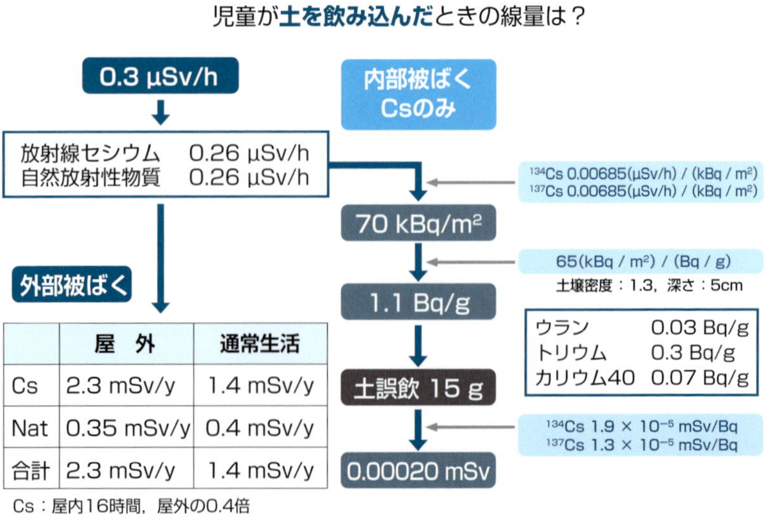

児童が土を飲み込んだときの線量は？

図 5-2　土を誤飲したときの線量計算の流れ図

56

Bq）は，^{134}Cs が 1.9×10^{-5} で，^{137}Cs が 1.3×10^{-5} ですから，誤飲による預託実効線量は 0.0002 mSv となり，この値で健康に影響が出るとは考えられません。

　図中の外部被ばくは，事故由来のセシウムと自然放射性核種による被ばくで，屋外で 8 時間，屋内で 16 時間過ごし，かつ屋内では建物による遮蔽効果で屋外からの放射線は 40％としています。ただし，自然放射性核種については，建材中にも含まれることなどからこの適用はしません。

6) 野焼きとどんど焼き

　2011 年夏の京都では，「大文字の火」が中止になりました。また，愛知県日進市でも花火大会が中止になりました。これらは，いずれも主催者が東日本大震災に見舞われた東北の人たちを少しでも応援しようと，現地の木材や花火を使って行おうという善意から出た計画でした。しかし，一部の市民の間に「放射能に汚染された（かもしれない）ものを燃やすことによって，放射能がばらまかれるのではないか」という疑念が生じ，それが不安となり，そして強い抗議となって，中止となったのは誠に残念なことでした。行政当局は，迅速に専門家に線量評価を依頼し，その結果によって，より冷静に対処すべきであったことはいうまでもありません。

　農村では，米の収穫後に稲藁を燃やす風習があります。また，正月の行事として「才の神（どんど焼き）」があります。これらの風習は，わが国では，今でこそ，特に都会ではみられなくなりましたが，高度成長期以前には各地に残っていて，取り立ててめずらしい風景ではありませんでした。これらの習慣がまだ残っている福島県では，その煙に含まれる放射能による再汚染が心配されました。

　いずれも焼却行為に伴う煙による放射能汚染の心配という点で，同じですが，抗議のあった市は，一方は遠く離れた近畿・中部地方であり，他方は事故を抱えた福島県です。実際に，線量はどれぐらいと評価されるでしょうか。

　これらを計算するには，原子力安全委員会の防災・環境に関する指針類を参考にします。条件として，放出源を地上，放出放射能を 1 GBq/h，ガンマ線の実効エネルギーを 1 MeV，風速を 1 m/s とします。大気が安定していて「煙が遠くまで飛ばない状態（大気の状態を安定から不安定までの状況で示す指標にパスキルが示した安定度がありますが，その安定度のランク A に相当する状態）」では，煙は 500 m × 150 m の楕円形内にとどまると仮定します

と，楕円形の境界上の線量率と放射能の換算係数は（1 × 10⁻³ μGy/h）/（10⁹ Bq）となることが示されています[13]。

さて，実際の計算ですが，燃やした物の量を 100 kg，放射能の量を 100 Bq/kg と仮定して，1 時間かけて燃したものがすべて飛散，または灰となったとします。図 5-3 に，楕円形の焼却敷地としてその状況の概念図を示し，以下に 4 例の状況を記します。

図 5-3　どんど焼きの影響範囲の概念図

①すべて飛散した場合の 500 m × 150 m 楕円形の境界上での空間放射線量は，

$$100 \text{ kg} \times 100 \text{ Bq/kg} \times 1 \text{ h} \times (1 \times 10^{-3} \text{ μGy/h}) / (10^9 \text{ Bq})$$
$$= 1 \times 10^{-8} \text{ μGy} \quad \cdots\cdots\cdots\cdots\cdots\cdots\cdots\cdots\cdots\cdots\cdots\cdots (式 5\text{-}4)$$

となります。ここでは厳密性を問わないので，グレイとシーベルトは同じ値と考えて読み替え，1×10^{-8} μGy = 1×10^{-8} μSv としています。これは，極めて微かな線量であるといえます。この楕円形内では，線量が数桁上がると考えても，全く問題にならない線量です。実際には，¹³⁷Cs からのガンマ線は 0.662 MeV，¹³⁴Cs では 0.796 MeV，0.609 MeV で，仮定したエネルギーより低いので，線量はさらに小さくなります。

②その楕円形内の地上 100 m 以内の空気に含まれる放射能は，

$$100 \text{ kg} \times 100 \text{ Bq/kg} / (500 \text{ m} \times 150 \text{ m} \times 3.14 \times 100 \text{ m})$$
$$= 0.00042 \text{ Bq/m}^3 \quad \cdots\cdots\cdots\cdots\cdots\cdots\cdots\cdots\cdots\cdots\cdots\cdots (式 5\text{-}5)$$

となります。ただし，飛散したのはすべてが Cs として，この空気を 1 時間吸ったときの内部被ばくは，

$$0.00042 \text{ Bq/m}^3 \times 1.2 \text{ m}^3/\text{h} \times 1 \text{ h} \times (1.9 \times 10^{-5} \text{ mSv/Bq})$$
$$= 0.96 \times 10^{-8} \text{ mSv} \quad \cdots\cdots\cdots\cdots\cdots\cdots\cdots\cdots\cdots\cdots\cdots (式 5\text{-}6)$$

です。ただし，線量係数は ¹³⁴Cs の線量係数（より過大評価側）で計算して

いますが，この場合も，全く問題とならない線量であることがわかります。

③飛散した灰が楕円形状内にすべてのセシウムが均一に沈着したと仮定しますと，沈着量は，

$$100 \text{ Bq/kg} \times 100 \text{ kg} / (3.14 \times 500 \text{ m} \times 150 \text{ m}) = 0.042 \text{ Bq/m}^2$$

となり，福島県会津地方の ^{134}Cs ＋ ^{137}Cs の沈着量（30 〜 60 kBq/m²，2011 年 8 月 28 日現在，文部科学省公表データ）と比較して，極めて少ない量とわかります。

④飛散しないで灰の中に全量が残ったとした場合，その放射能量は，

$$100 \text{ Bq/kg} \times 100 \text{ kg} = 10000 \text{ Bq} \quad \cdots\cdots\cdots\cdots\cdots\cdots \quad (式 5\text{-}7)$$

となりますが，現実的には相当分が飛散してしまっていると考えられ，このような残りの分を汚染汚泥の処理と同様に考える必要はないでしょう。計算で，物量が 10 倍の 1 t になっても，影響がないという状況は変わりません。以上の 4 例の結果をまとめて**表 5-5** に示します。

表 5-5　どんど焼きのいくつかの例

状　況	すべて飛散 境界線上の空間線量率	すべて飛散 形状内 100m 以下の空気中濃度と線量	すべて飛散 形状内にセシウムが沈着 沈着量	灰に全量残る 灰中の放射能
放射能濃度, 沈着量,　線量	1×10^{-8} μSv	0.00042 Bq/m³ 0.96×10^{-8} mSv	0.042 Bq/m²	10000 Bq

表 5-6　日本と世界の代表的な線量（単位：mSv/y）

	日本	世界
宇宙線	0.30　(14.5%)	0.39　(16.1%)
大地放射線	0.33　(15.9%)	0.48　(19.8%)
ラドン・トロン	0.46　(22.2%)	1.26　(52.1%)
体内放射線	0.98　(47.3%)	0.29　(12.0%)
合計	2.1	2.4

注　日本の値：原子力安全研究協会「新版生活環境放射線」2011.
　　世界の値：国連科学委員会報告書 2008.

第5章 福島原発事故による線量

　福島原発に由来するこれらの線量は，健康影響の面からはどのように判断するのがよいのでしょうか。はじめに，わが国と世界の自然放射線による線量を要素別にみておくことにしましょう。前章で述べたように，1年間の被ばくは全体でわが国は2.1ミリシーベルト（mSv），世界の平均的な値は2.4 mSvです。**表5-6**に，「新版生活環境放射線」2011年から日本の値を再掲し，国連科学委員会報告2008年から世界の値を示しました。カッコ内のパーセントはそれぞれの割合です。

3　自然放射線による線量との比較

　自然放射線による被ばくについて，代表的な値に違いのあることや大きな幅のあることは第4章で述べました。**表5-6**からわかるように，日本と世界とで大きく違う点は，ラドン・トロンと食品からの寄与で，世界ではラドン・トロンからの寄与が日本の3倍ほどであるのに対して，食品からの寄与は日本が世界の3倍強となっています。このような違いがありますが，全体としてはほぼ同じ線量の2.1 ～ 2.4 mSv/yとなっています。

　第4章で述べた岐阜県内のラドン含有温泉における湯治客の被ばく線量を，全世界のラドンによる平均被ばく線量（1.26 mSv）と比較しますと，3週間の滞在では世界平均より低く，通年滞在したとしても2.2倍程度であり，施設従業員では3割ほど高めに評価されています。これは，ラドン濃度の低い日本の年間平均線量0.43 mSvと比べて，それぞれ1.4倍，6.5倍，3.5倍となっています。これからみると，被ばく線量が高い場合は，全世界平均の2倍程度になりますが，自然環境中のラドン濃度の地域差は，数倍程度はよくあることで，この点を考慮するとその分散の幅に入ってしまいます。

　一方，福島原発事故における事故直後から1年間の予測線量は，本章のはじめの節で述べたように，福島市で8.8 mSv（自然寄与分を含む），6.7 mSv（セシウムのみ），東京都Aで3.3 mSv（自然分含む），1.2 mSv（セシウムのみ），東京都Bで2.6 mSv（自然分含む），0.51 mSv（セシウムのみ）と評価されていますので，福島市はセシウムだけで自然の3.2倍となり，同じく東京都Aは57%，東京都Bは24%で，いずれもラドン温泉湯治客や従業員の被ばくと同程度であり，それは自然放射線による被ばく（10 mSv/y以内はおおむね自然レベル）と比べて大きな差がないことがわかります。

　ヒトへの影響については，後章で詳しく述べますので，ここでは簡単に触れ

60

ておきます。ヒトへの影響は，確定的影響と確率的影響に分けて考えます。確定的影響ではしきい値があり，低いしきい値には眼の白内障の 150 mSv（1回の被ばくまたは 1 年間の遷延被ばく）があります。確率的影響では，100 mSv 以下では疫学上は検出できない範囲にあり，臨床上ではみられないとされています。100 mSv 以上では，線量に比例して発がんすることが広く認められており，そのリスク係数は 0.05 Sv^{-1} で見積もられています。すなわち，100 mSv では 1000 人に 5 人の発がんが予測されることになります。

　以上に述べたことを合わせてみると，1 年間に自然放射線から受ける線量 2.1 ～ 2.4 mSv に比して，ラドン含有温泉での被ばくは健康には影響しない程度であり，また福島原発事故で今後に被ばくすると予想される線量では，東京はもちろん最も線量の高い一般地域の福島市でも，健康に害が出るとは考えにくいということがいえます。しかし，問題は，3 月 15 日および 23 日の 2 回の爆発で福島原発近在の人たちがどの程度の放射線を浴びたか，正確に判明していないことにあります。今のところ，このときのモニタリングデータがないので，空間線量率と大気中濃度の値はいくつであると軽々しくいえませんが，それを推定することは最も重要と考えます。このときの放射性雲（放射性プルーム）による外部被ばくと，それを吸入することによる内部被ばくの合計線量が最も大きいために，その評価が最も大切であることはいうまでもなく，ここが明らかになれば，放射線の影響もよりはっきりしてくると考えます。

 おわりに

　東日本大震災（平成 23 年東北地方太平洋沖地震）に続き，それに伴う津波で東京電力福島第一原子力発電所の 1 号機から 4 号機が損壊を受けて原子炉が制御できなくなり，炉心溶融に続いて建屋が水素爆発で破壊され，大量の放射能漏れを起こしました。放射能漏れはチェルノブイリ事故の 1/10 程度と政府により見積もられていますが，それによる環境汚染と人への健康影響は重大な関心事であることは間違いありません。ここでは，健康影響に焦点を絞り，ラドン含有温泉での被ばくと比較しながら，2 回の爆発時を除いて，その後の日常生活では健康影響に問題はないと思われることを述べました。今後は，原発から緊急避難した人たちの線量の評価と，健康影響をしっかりとみていくことが重要と考えます。

　ここでは，福島原発事故の後，さまざまな疑問や質問が出されましたが，そ

第5章　福島原発事故による線量

のなかで6つのケースについて線量を計算（**表5-7**）しました。その結果，それらがたいへん微細な線量であり，健康への影響を心配しなくていい程度の量であることがわかります。なお，参考として，**表5-7**の最下段に厚生労働省の試算[14]を入れました。また，コープ福島による実際の食事の放射能を測定したところ，放射性セシウムそのものが検出される例は少なく（27試料中3例），しかもその放射能濃度は，自然の^{40}Kのおよそ1/10であること，また，いずれも健康影響には関係しない程度とわかりました。

　これらの状況よりもさらに注意しなければならないのは，事故当初のヨウ素の吸入被ばく，特に乳幼児での影響です。これについては，現在，専門機関によって福島県民の調査が進行していて，それから情報を得るのが最も正確と考えます。

　ところで，私たち保健物理（放射線防護）を担っている者は，今，何をなすべきなのか，深く考えさせられています。保健物理担当者は，純粋に学問の真理だけを追求し，それを述べていればよいという単なる学者・研究者ではなく，さまざまな分野における放射線の利用に伴う管理と防護を担う実務者でもあります。自ら真理を追究するとともに，防護に関する知見を総合的に理解し，実社会に受け入れられるようにする責務を負っています。理学と工学にとどまらず，社会学や心理学を理解し，そして，いかに現実の社会に対応していくかが問われているのです。今は，「人生はかくあるべし」と，のんびり哲学的に論じている平穏時ではありません。「人生そのもの」がまさに問題となっているときです。それに応えているのか，それが問われていると自覚しています。

表5-7　さまざまなケースでの被ばく線量とその評価

被ばくのケース	線量（mSv）	判断
放射性雲の吸入（11/3/15，1日）	0.015	健康に影響なし
放射性雨で濡れた皮膚（11/3/21，12時間）	0.0025	健康に影響なし
汚染イワシ（200 g）の摂取	0.0016	健康に影響なし
毎日のカリウム摂取（飽和状態）	0.15	日常の生活
土（15 g）を誤飲	0.00020	健康に影響なし
野焼きとどんど焼き	1×10^{-11}	健康に影響なし
流通食品による1年間の線量*	0.043	健康に影響なし

＊厚生労働省による試算（放射線審議会総会参考資料2，2012年2月2日）

コラム ④　原子力事故

　これまでにも原子力・放射線事故は数多くありましたが，それらの中で，国際原子力事象評価尺度（INES レベル）で尺度5以上の事故が7件ありました。なお，INES レベルとは，尺度を8段階（0〜7）に分け，尺度0〜3は「異常事象」，尺度4は「事業所外への大きなリスクを伴わない事故」，尺度5は「事業所外へのリスクを伴う事故」，尺度6は「大事故」，尺度7は「深刻な事故」としています。

1952.12.12　カナダ　チョークリバー事故（軍事用原子力施設）　レベル5

　操作員のミスにより連鎖反応が2倍以上となり，冷却装置の圧力が低下したことによって操作員がバルブを開けたために水素爆発が起こり，汚染物質が空気中に飛散し，大量の汚染水が川に流出した。事故による死者は出なかったが，除染作業に従事した兵士の後年における疾患と事故との関連性は不明のままである。

1957.9.29　ソ連　キシュテム（マヤーク）事故（軍事用原子力施設）レベル6

　当時，核廃棄物質の扱いはずさんで近隣の川や湖にそのまま放流。近隣住民に健康被害が出るに及んで，タンクに貯蔵していたが，タンク冷却装置が故障し，大爆発。放出された膨大な放射性物質は，テチャ川流域の幅約9km，長さ約105kmの帯状地域を汚染。河川への垂れ流しと大爆発により死者は数千人とも。現在も当地は高線量。

1957.10.7　イギリス　ウィンズケール事故（軍事用原子力施設）レベル5

　アイリッシュ海に面したセラフィールドの1号原子炉の炉心で火災が発生し，周囲に甚大な汚染をもたらした。事故による直接的な死者はないとされているが，事故による発がんで12人（100人以上との試算もあり）と，33人以上の白血病での死者が出たの説もある。

1979.3.28　アメリカ　スリーマイル島（TMI）事故（原子力発電所）レベル5

　作業員の未熟な技術と対応ミス（とされている）により，世界で初めてメルトダウン（炉心溶融）を起こした事故で，冷却水不足で温度が上昇し炉心が溶融した。原子炉の爆発は免れたため放射性物質の飛散はなく，被害者もないとされている。

1986.4.26　ソ連　チェルノブイリ事故（原子力発電所）レベル7

　マニュアル外の操作により，発電所の4号原子炉がメルトダウン後，爆発し，炉内の放射性物質約10 t（広島原爆の400倍）が大気中に放出され，世界中に拡散した。死者は，運転員，消防士など33人のほか，放出放射能による発がん死者4000人とのIAEAの公式見解や，死者70万人以上の説もあり，ほかにも異論がある。

1987.9（日は不定）　ブラジル　ゴイアニア事故（廃病院）レベル5

　市内で放置されていた廃病院の放射線源格納容器が盗まれ，その後解体され，中のセシウム137が放射性物質と知らない市民の手に渡り，4人が死亡，249人が被ばくした。

2011.3.11　日本　福島事故（原子力発電所）レベル7

　東北地方太平洋沖地震による津波に起因する事故。周知のため以下は略します。

64

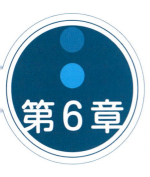

第6章 放射線の健康影響を正しく理解しよう

> **はじめに**
>
> 放射線に対する不安とどのように向き合えばよいか，答えはそれほど簡単ではなく，また専門家として一般公衆の行動の手助けをすることも決して容易でありません。本章では，影響とリスクを中心に基本的な事項を記すことで，普段，放射線になじむ機会の少ない方が放射線に向き合うときの一助となることを期待します。

1 放射線の生体への影響

　放射線影響の不安に対処するには，第一に，放射線の生体への影響，健康影響を正しく知っておくことがたいへん重要です。はじめに，現在の生物学における科学的知見を簡単に記します。

1) 生体影響のメカニズム

　放射線の人体への影響を説明する機構の全体像は，現在，必ずしも完全に解明されているわけではありません。体に現れる影響は，後述するように，確定的影響と確率的影響に分けて説明されています。

　確定的影響とは，人体の組織・臓器の機能が損なわれる影響をいいます。たとえば，大量のベータ線を皮膚に浴びたとき，皮膚がただれて，いわゆる皮膚としての機能が損なわれることがありますが，このような場合をいいます。確定的影響には，この量以下なら障害が出ないという限界の量があって，これを「しきい値」といいますが，しきい値は臓器・組織によって異なります。

　確率的影響には，発がんと遺伝，および一部の組織障害があてはまります。確率的影響は，被ばく線量の増加に伴って症状の出現頻度が上がっていくことを意味しています。たとえば，10％の確率とは，かなり大きい集団でその症

65

状を発する確率が10%であること，すなわち10000人中1000人が発症することを意味しています。つまり，必ず出るというのではなく，また，かなり低い量で確率が下がっても出現する可能性があると考えるわけです。ただし，確率的影響だからといって，しきい値が全くないと確定しているわけではなく，現在の科学的知見でははっきりとわかっていないというのが本当のところです。どれだけ少ない線量でも確率的影響があるという考え方は，放射線を利用するとき，それを管理するうえでそのように考えるほうが危険性をより低く見積ることができるから，という理由で採用されているのです。

発がんは，遺伝子に傷がついて生じる遺伝子病と考えられていますが，1つの有力な発がんまでのメカニズムは，おおむね次のように説明されます。

図 6-1 に示すように，細胞内のDNA（遺伝子）が放射線によって直接的または間接的に傷つけられます。DNAは2重らせん構造をしているので，らせんの1本だけが傷ついた場合は，もう1本を手本にして容易に修復されます。しかし，2本とも損傷を受けた場合には，もとの状態に戻すことが困難となり，多くの場合はもとには戻りません。

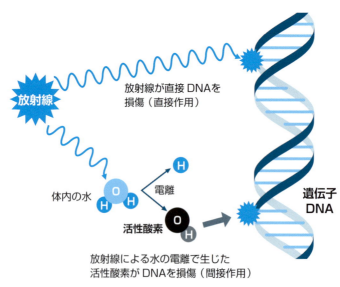

図 6-1　放射線による DNA 損傷の模式図

図 6-2 には，放射線などによって正常細胞ががん化するまでの過程を模式的に示しました。修復が不能，あるいは不完全になった場合，これらの異常な

DNAを持った細胞が死滅する（アポトーシスという）か，または排除されれば，その後には新たな細胞が再生されて，臓器・組織としてはもとの正常な状態が回復されることになります。

　問題は，死滅・排除されないで生き残った場合で，それによって臓器・組織の機能が正常に働かなくなるなどの影響が出てくる場合です。また，遺伝子に「傷がついて」異常となった細胞が排除されずに生存し続けた場合，細胞分裂や新陳代謝が繰り返されている間に，たまたま何かが誘因となってさらなる異常が発生する場合です。

　このような異常は，放射線に限らず，多くのことが原因となって頻繁に発生しています。それに対して，生体はそれらをいち早く感知して排除し，体を正常に保つように実にうまく働いていますが，たまたま排除されずに残り，傷のある細胞が「無秩序，無差別，無制限」に異常に増殖することになると，これが，いわゆる「がん」となっていきます。

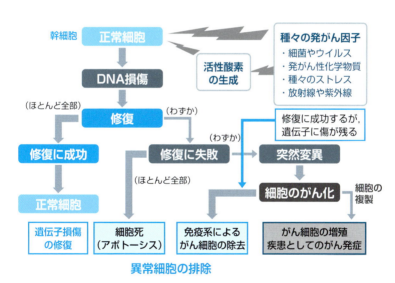

図 6-2　正常細胞ががん化するまで

2）確定的影響と線量

　確定的影響（組織反応ともいう）では，ある量以上の放射線を浴びた場合，早い場合には被ばく後十数日ぐらいで，体の臓器・組織に機能障害が現れはじめます。たとえば，低い線量｛全身の一時被ばく（瞬時の被ばくのこと）：約

250 mSv 以上）では，血液中のリンパ球の変化が生じ，被ばく量が増えるにつれて，吐き気や嘔吐，全身の倦怠感，皮膚のただれや紅斑が発生します。大量に浴びた場合，胃腸管障害や神経系の障害を起こして，死に至ることになります（全身の一時被ばく：4000 mSv で 50％の人が死亡，7000 mSv で 60 日以内に 100％の人が死亡）。

　また，体の一部分だけが被ばくした「部分被ばく」，たとえば，生殖腺の被ばくでは一時的不妊や永久不妊が生じますし，目では白内障が生じます。エネルギーが低くて，体の奥まで入っていかないエックス線あるいはベータ線では，脱毛や皮膚の紅斑，あるいはただれが出るなど，体の部位に応じてさまざまな症状が現れます。

　このような身体的影響が現れる線量には最小量があることは，前述しました。最小のしきい値は，眼の白内障が現れる約 150 mSv です。最近，新しい知見により見直しされています（第 3 章 7 節参照）。症状が軽い場合は，放射線以外の障害と同じように修復されます。しきい値の例を**表 6-1**[1] に示しました。

表 6-1　組織反応のしきい値の推定（ICRP 2007）

組織と影響		1 回の 短時間被ばく	多分割， 遷延被ばく	多年にわたる 年間線量率
睾丸	一時不妊	0.15	─	0.4
	永久不妊	3.5 ～ 6.0	─	2.0
卵巣	不妊	2.5 ～ 6.0	6.0	> 0.2
水晶体	混濁	0.5 ～ 2.0	5	> 0.1
	視力障害	5.0	> 8	> 0.15
骨髄	造血機能低下	0.5	─	> 0.4

3）確率的影響と線量

　現在，放射線防護に適用されているのは，「しきい値なし直線（LNT）」モデルですが[1]，これを**図 6-3**に示しました。ここでいう LNT モデルとは，「どれだけ線量が少なくても何がしかの影響があり，その影響は線量の増加とともに直線的に増加する」というものです。図中では 100 mSv 以上は実線で，100 mSv 以下は破線で表しています。実線は事実として確認されていますが，破線はその範囲については必ずしも正確にはわかっていないことを示しています。

同図からわかるように，一度に 100 mSv 浴びた場合，生涯にがんを発症するする人は 1000 人中 5 人ですから，確率が 0.5 % 増加すると見積られます。一方，自然放射線による外部被ばく線量は，世界平均では 1 時間で 0.0001 mSv (0.1 μSv)，1 年間では約 1 mSv です。このモデルでは，1 年間の累積で 100 mSv 以下であるような，低い線量を継続して被ばくしたときも，がんを発症すると考えます。しかし，発がん頻度が小さいために，疫学的にも臨床的にも，他の原因による発がんと競合して識別できないことや，体の修復機能の働きなどがあって，実際にはがんを発症するかどうかは，確認できません。なお，100 mSv 以下では，直線性が必ずしも確認されているわけではありませんが，現行の放射線防護体系ではそのように考えて，放射線管理をしています。

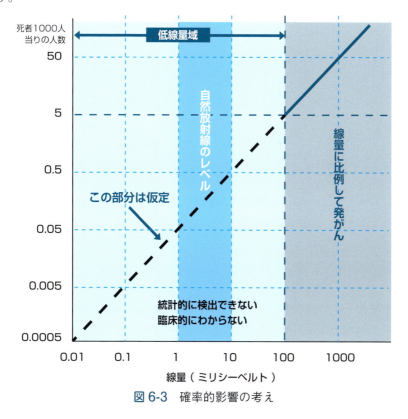

図 6-3　確率的影響の考え

　がんでは，血液のがんである白血病は他のがんよりも発症するのが早く，被ばくの 2, 3 年後から現れはじめ，10 年を過ぎると発症率が下がっていきます。

第6章　放射線の健康影響を正しく理解しよう

がんのなかには，大腸がんのように 20 年後ぐらいから次第に出現しはじめ，40 年後になって出てくる場合もあります。

遺伝性影響も確率的影響とされていますが，遺伝性影響については，ミュラーのショウジョウバエを使った大量の放射線照射実験で確認されている以外，広島・長崎の原爆被爆者をはじめとして，ヒトでの影響は確認されていません。

4) 外部被ばくと内部被ばく

被ばく形態を考える場合は，被ばく状況から，外部被ばくと内部被ばくに分けて考えます。外部被ばくとは，体外から放射線を受けて被ばくすることです。

通常，空間線量率（放射線量率）は，その場のその時刻での値（1 時間値）を示していますので，外部被ばくによる線量 H_0（mSv）は，次式で求められます。

$$H_0 = D \times T \qquad\qquad\qquad\qquad\qquad\text{（式 6-1）}$$

ただし，D：空間線量率（mSv/h），T：その場所に滞在している時間（h）です。

一方，内部被ばくは，吸入あるいは経口によって，体内に摂取した放射性物質から出る放射線による線量 H_I（mSv）ですが，これは次式で求められます。

$$H_I = M \times Q \times K \qquad\qquad\qquad\qquad\text{（式 6-2）}$$

ただし，M：摂取した物質の量（kg），Q：その濃度（Bq/kg）K：線量係数（mSv/Bq）です。この内部被ばくは，放射性物質を摂取した時点で，成人では摂取後の 50 年間，幼児では 70 年間に受けると推定される預託線量（第 2 章 1 節参照）を計算し，摂取した時点で，この線量値を受けたとみなします。

内部被ばくを考える場合に重要なのは，生物学的半減期です。一般に，生物がある元素（放射性元素に限らない）を体内に摂取したとき，生物種や年齢，臓器によっても差はありますが，次第に体内から排泄されていきます。この減少の様子は，指数関数的な減少で，物理学的半減期による減少傾向と類似していて，これを生物学的半減期といいます。体内の放射性物質は，物理学的減衰と生物学的減衰を合せた形（「実効半減期」といい，調和平均値の 1/2），すなわち半減期の速いほうよりもさらに速い時間で減少します（第 1 章 1 節参照）。

総線量は，外部被ばく線量と内部被ばく線量を合算して求めます。

② 共存するさまざまなリスク

　生活環境には，放射線だけに限らず，実に多くのさまざまなリスクがあります。たとえば，エアロゾル学や大気気象学の専門家には昔からわかっていたことですが，最近になって一般に注目され出したものに，PM2.5（大きさが2.5μm以下の微粒子）があります。これは，大気中に浮遊するエアロゾル（大気塵）で，呼吸器官のリスクとなります。このほかにも，生活環境にはさまざまなリスクがあり，それらを冷静かつ科学的にみて，また比較することは極めて重要と考えます。

　感染リスクの高い感染症（たとえば，インフルエンザ）をはじめとして，多くの疾病は，医療の進歩とともに減少し，あるいは治癒するようになってきています。現在では，がんや心臓病および脳疾患が，特に高齢者にとって死に至る病気として注目されていますが，なかでもがんは死因の30%を超えるようになり，近い将来には死者の半数はがんによるだろうと推測されています。これは，がんが増えたというよりも，ほかの病気で死ななくなったので，最後の病気として目立つようになったからと考えられます。このことは，寿命の延びによっても示唆されます。

　発がんの原因には，さまざまな事象がありますが，これに関するハーバード大学による調査[2)]を図6-4に示します。これからわかるように，タバコと食事・肥満による割合がともに30%と最もリスクが高くなっており，運動不足やウイルス・細菌による割合が5%程度と続きますが，放射線と紫外線による影響は，アルコールよりも低い2%程度とみられます。なお，図6-4での放射線リスクは，自然放射線によるリスク（第8章で詳しく述べます）と考えてよいと思われます。

　わが国でも，これに類する相対リスク評価が国立がんセンターで行われており，表6-2に示したような相対リスクが公表されています[3)]。それによれば，100〜200 mSvの被ばくリスクは，野菜をほとんど摂取しない場合のリスクや，塩分のとりすぎによるリスクとほとんど変わらないことがわかります。

　放射線は，確かに，一般には特別危険なものとして認識されているようですが，ここに示したように，多くのリスクのなかの1つです。日常的に受けている自然放射線のリスクは，かなり低い部類に入ることがわかります。事故時の放射線のリスクは，もちろん，事故の大きさによります。放射線の害を理解するうえで，このようなさまざまなリスクの程度を認識し，また，優先的に対

第6章 放射線の健康影響を正しく理解しよう

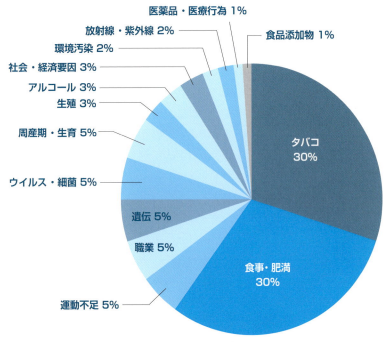

図 6-4　発がんのさまざまな原因

表 6-2　放射線と生活習慣の発がんの相対リスク

事　象	倍　数
夫が喫煙（1日1箱）で受動喫煙する妻	1.02 ～ 1.03
野菜不足（ほとんどとらない）	1.06
100 ～ 200 mSv の被ばく（原爆被爆者のコホート比較）	1.08
エアロゾル（大気中に浮遊する微粒子）	1.05 ～ 1.15
塩分のとりすぎ（20 mg）	1.11 ～ 1.15
200 ～ 500 mSv の被ばく	1.16
運動不足（ほとんど運動しない）	1.15 ～ 1.19
肥満	1.22
1000 ～ 2000 mSv の被ばく，毎日2合以上の飲酒	1.4
2000 mSv 以上の被ばく，喫煙，毎日3合以上の飲酒	1.6

（国立がんセンターの公表値に一部追加）

処すべきは何なのかを考えることは，放射線の生物学的影響を知ることと並んで，極めて重要なことです。

 おわりに

　日常的に放射線業務に携わらない者にとっては，放射線に対する不安の大きいこと，そして，それは未知なもの，あるいは不確かな情報によることが大きいと考えられることから，放射線の人体への影響とリスクを中心に，現在の知見を簡略に紹介しました。放射線に対する過剰な不安をやわらげることに，少しでも役立つことを願うところです。

コラム ⑤　ホルミシス

　事前に少量の化学物質にさらされた細胞が，その後に同じ化学物質を大量に浴びた場合に，死に到らず，また突然変異を起こすことに抵抗することがありますが，この現象を適応応答といいます。これは，免疫の向上や組織の活性化などのほか，過剰抗体反応の抑制や活性酸素生成の抑制などの説明がなされています。この現象をホルモンになぞらえて，ホルミシス（hormesis）と名づけられています。放射線でも同様の現象があり，「放射線ホルミシス」と呼ばれます。

　放射線ホルミシス効果の例として，胸部のエックス線検査による累積線量が，100 ～ 300 ミリグレイになった患者に乳がん抑制効果があったことや，宇宙線を 30 ミリシーベルトほど余分に浴びた定期航空便のパイロットのがん死亡率が一般人より低いといったことが報告されています。

　特に大きな関心を呼んだのは，NASA のアポロ計画に関係していたミズーリ大学のラッキー教授（T. D. Lucky）による研究でした。それは，宇宙飛行士が宇宙で浴びる放射線が地上の数百倍程度は危険であるよりも有益で，また，自然放射線の 100 倍までは浴びるほど健康効果があり，1000 倍程度までは有効で，さらに 1 万倍までは危険でないという内容でした。

　その後も，多くの研究者によって，放射線影響に関して多くの論文が発表されています。それらは，効果のある適応症として神経痛，慢性神経炎，慢性皮膚疾患，末梢循環障害などをあげており，また臨床医学的に有効とされる病気として強直性脊髄炎，慢性多発性関節炎，変形性関節炎，アトピー性皮膚炎，喘息などを挙げています。

　さらに，ラドン温水浴やラドン濃度の高い空気を呼吸する療法なども行われており，オーストリアのバドガシュタインにおける，高ラドン濃度のトンネル内での吸気療法は医者の指導もあって有名です。わが国でもラドン療法を行っているクリニックがいくつかありますが，その多くは定性的な評価にとどまっているようです。つまり，どの程度の線量であればどのような効果があり，また線量が変化すると効果がどの程度変わるかといった定量的な観点からの評価は足りないように思われます。

　ホルミシス効果を懐疑的に考える科学者も少なからずいることから，定量的な線量効果関係を明らかにするほか，放射線を体外から受ける外部被ばくの場合は体全体での効果となり，吸気によるラドンの場合は呼吸器官が影響を受ける器官になると思われるので，両者は違うけれども同じ効果を現すのかなどにも留意して，真相を明らかにしていくことが求められます。

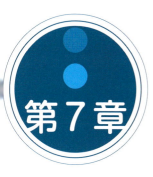

第7章 放射線のリスクとはどれぐらいのものか
－食品と放射線のリスクの比較

> **はじめに**
>
> 　放射線のリスクを考えるとき，食品中のさまざまな物質のリスクを併せて考えると，リスクについての理解がより深まると思います。ここでは，しばしば話題に上がり，よく知られているヒ素，青酸（青酸カリ），食塩，ヨウ素，ビタミンA，カフェインなどを取り上げます。いずれも，私たちが日常的に摂取しており，あるいは体が必須とする物質です。これらの物質は，体内で速やかに吸収され，あるいは分解され，そして排泄されていきます。また，ある程度体内に蓄積するものもありますが，蓄積量が生涯にわたって増え続けるのではなく，新陳代謝によって排泄されることから，体内量はある一定の量以上にはなりません。
>
> 　ここでは，取り上げた物質の毒性または必須性，摂取量あるいは体内量，致死量などを紹介し，次に放射線の影響の概要および食品の基準値について述べます。

 1　個々の物質のヒトへの影響

1）ヒ素

　ヒ素（As）は，ナポレオン毒殺説（実際は違うらしい）にもあるように，毒物としてよく知られています。日常生活で恐れられる元素のなかでは，最も恐ろしいと思われているかもしれません。ところが，このヒ素は，ヤギやヒツジなどの草食動物では，不足すると発育障害を起こすことが報告されていて，それらの動物にとっては必須元素とみられています。明確に確認されてはいませんが，同じ哺乳類であるわれわれヒトの場合も，必須元素である可能性がいわれています。

　海産物中のヒ素は，主に有機態ヒ素化合物（無機態ヒ素は数％以下）です。有機態ヒ素は，ヒトが摂取しても速やかに尿中に排泄され，また，その毒性は

75

無機態ヒ素よりも弱いことがわかっています。無機態ヒ素は，肝臓でメチル化されて尿に排泄されますので，摂取量が少なければ危険性も小さいといえますが，その毒性は強いので要注意です。

無機態ヒ素の毒性とは，体内でシステインと結合して，ATP（体内でエネルギーの貯蔵・供給・運搬を担う物質）合成や，呼吸系に影響のある酵素やタンパク質の機能を阻害すると考えられています。ヒ素の毒性を示す致死量は，無機態ヒ素で100〜300 mg です。また，体重1 kg当り1日当りに1 µg の無機態ヒ素を摂取したとき，生涯で発がんにより死亡する人は600人に1人と見積られています。

含有量の多い食品は，ヒジキ，カキ，クルマエビなどの海産物です。これらの生物は海水中のヒ素（海水1 L中3.7 µg 含まれている）を取り込んで濃縮していますが，そのことによって，これらの生物に障害が生じてはいません。また，日本人の場合，これらの食品を含めて，ヒ素を毎日0.001〜0.1 mg 摂取しているとみられていますが，中毒を起こすことはなく，正常に生活しています。

2) 青酸

食べ物には，食べると体内で青酸を発生させる青酸配唐体を含むものがあります。食品名をあげれば，アンズ，モモ，リンゴ，ナシ，ウメ，アーモンド，モロコシ，サトウキビ，タケノコ，キャッサバなど，バラ科やイネ科の植物に多くあります。わが国には，古来，「青梅を食べてはいけない」などの言い伝えがありますが，キャッサバを多く食べている熱帯地方での中毒例を別にすると，通常の食べ方（量も含めて）で重篤な中毒が報告されることはありません。

青酸を発生させる青酸カリウム（シアン化カリウム：KCN）は有害な毒物です。かつて，帝銀事件（12人死亡，4人重体で，現金と小切手が盗まれた）において使われたことは，犯罪史上ではよく知られています。青酸カリウムを口から摂取すると，胃で胃酸と反応してシアン化水素が生成します。シアン化水素の沸点（25.7度）が比較的低いので，一部が蒸発します。それが肺を通じて血液中に入ると，重要な臓器の細胞内で酸素の授受が阻害されて，細胞内が低酸素の状態になり，やがて細胞死を経て，生体が死に至ることになります。

成人の致死量は，青酸で60 mg，青酸カリウムで150〜300 mg とみられています。

3）食塩

　食塩，すなわち塩化ナトリウム（NaCl）が，ヒトをはじめ多くの動物にとって必須であることは，だれもが知っています。体重が 50 kg の成人の体内には，NaCl が 180 g（Na で 70 g，塩素で 110 g）あります。NaCl の作用は，細胞外液の調節をするほか，血液 1 L 中には 9 g の NaCl が含まれていて，赤血球の形態維持や，細胞のイオンバランス維持を担っています。

　血液中のナトリウム濃度が上がると高血圧となるので，医者からしばしば注意されるように，食塩をとりすぎないようにすることが大切です。

　日本人の場合，平均して毎日 10.8 g の食塩を摂取しており，理想とされる摂取量の 7 〜 8 g を超えています。

4）ヨウ素

　ヨウ素は，発達機能やエネルギー代謝で重要な働きをする甲状腺ホルモンの構成要素として必須元素となっています。不足すると，胎児・幼児期に知能障害や発達障害を起こすほか，成人でも日常の運動障害のほか，甲状腺腫瘍のもととなります。一方，過剰に摂取すると甲状腺肥大となり，大量に摂取すると死に至ります。

　ヨウ素は，コンブなどの海藻類に多量に含まれるため，これらを日々食している人はヨウ素が欠乏しているということは，ほとんどありません。

　成人の場合，ヨウ素の必要量は 0.2 〜 0.5 mg で，体内に存在している量は 12 〜 20 mg ですが，1 日の摂取量は，日本人で 0.1 〜 0.2 mg です。また致死量は 2 〜 3 g とみられています。

　ヨウ素には，非放射性の安定ヨウ素（^{127}I）のほかに，放射性ヨウ素（^{129}I，^{131}I など）があります。放射性ヨウ素は天然には，通常の方法では検出できないくらいごく微量しか存在しませんが，原子炉内での核分裂の際に多量に生まれます。また，沸点が 184.4℃ とそれほど高くないために，原子炉の事故時に放射性物質が放出されると，ヨウ素は気体または霧状となって飛散します。環境中に出たヨウ素を，呼吸や牛乳を経て摂取することが，放射線被ばくでは最も懸念されることです。

　チェルノブイリ事故では，チェルノブイリが内陸に位置することが関連して，食習慣上，その周辺の人びとは慢性的なヨウ素不足であったことが知られています。そのため，多くの人びとが事故で出た多量の放射性ヨウ素を摂取することになり，被ばくが深刻な事態となりました。一方，福島では，事故前から人

第7章　放射線のリスクとはどれぐらいのものか

びとの体内ヨウ素量はおおむね満たされていて，不足状態ではなかったことから，放射性ヨウ素の甲状腺への取り込みは少なかったと推定されています。継続した注意深い検査・調査が行われていますが，現時点において，被ばくの影響はほとんどみられていないと報告されています。

5) ビタミンA（レチノール）

　生物にとってビタミン類は，正常な発育と栄養を保つうえで，重要な作用をしています。そのために，微量ではあっても，摂取が必須とされる有機化合物です。通常，体内で生成されないために，食物を通じて外部から摂取するしかありません。

　ビタミンAは，動物の肝臓，卵黄，バター，ウナギに多く含まれるほか，トマト，ニンジン，カボチャなどに含まれるカロテンが，動物の体内でビタミンAに変わります。

　ビタミンAが欠乏すると，夜盲症や皮膚・粘膜の乾燥が起こることが知られています。その一方で，過剰摂取により発生するビタミンA過剰症では，悪心，嘔吐，腹痛，頭痛，めまい，意識障害がみられるほか，慢性中毒として，皮膚の黄変，食欲不振，体重減少，不眠，興奮などを起こしたり，場合によっては死に至ることもあります。また，妊娠時には，胎児に移行して，奇形を生じる場合もあります。しかし，そのような症状が生じるのには，ニンジンを毎日6本，半年間食べ続けなければならないということですから，神経質になることはありません。

6) カフェイン

　カフェインは，興奮性をもたらすことから，これを含むコーヒー，茶，ココアの飲用は世界中でたしなまれています。また，適度な飲用は寿命を延ばすという報告もあります。何よりも，私たちの生活を潤す，なくてはならない嗜好品ですが，さらに利尿作用があることは，飲用後にトイレが近くなることから経験的に感取している人も多いと思います。

　他方，マウスへの経口投与実験から，半数のマウスが死ぬカフェインの量（半致死量）はマウスの体重1 kg当り130 mgと，毒性も明らかにされていて，これは劇薬に相当する値です。市販の飲料水や家庭などでの標準的な入れ方で，100 mL中に含まれる量は，玉露で160 mg，番茶10 mg，ウーロン茶20 mg，紅茶30 mg，コーヒー60 mgなどです。これを基準にすると，成人

の致死量（100 g）を飲むためには，玉露であれば 6.5 L を，コーヒーであれ
ばコップ 2000 杯近くを一気に飲まなければなりません。これはできそうにあ
りませんから，過剰に心配することはありません。

7）放射線

　地球誕生以来，ウラン，トリウム，カリウムなどの放射性物質は地殻に広く
存在しています。ウランは，普通の土 1 t 当り 1 ～ 10 g 程度含まれています
し，必須元素のカリウムには，安定なカリウムに混じって約 1/1 万分の割合
で放射性カリウムが存在しています。微量であっても，放射性物質はどこにも
ありますから，飲食物を通して体内に入ってきます。私たちの体内の自然放射
性物質の量は，カリウムが最も多く，日本の成人の場合，体内には 120 g ほ
どのカリウムがあるため，放射性カリウムは 14 mg ほどあることになります。
放射能に直すと，4000 Bq ほどになります。そのほか，炭素（^{14}C）やポロニ
ウムなどの放射性物質も入れると，体内の放射能は全部で 7000 Bq 程度とな
りますが，もちろん個人によって体内量は大きく違います。
　自然放射線による被ばくの詳しい内容は，第 4 章と第 5 章を参照していた
だくとして，ここでは簡潔に述べておきます。私たちは，どこにいても自然放
射線を受けて被ばくし，また自分自身によって内部被ばくしています。地上で
1 年に受ける個人の線量は，およそ 2.1 ～ 2.4 mSv と見積られています。そ
のうち，環境ガンマ線と宇宙線による外部被ばく分は，0.6 ～ 1.0 mSv で，残
りはラドンと体内放射性物質による被ばくになります。日常生活では，自然放
射線のほかに医療や空港での搭乗時検査をはじめ，さまざまな人間活動に伴う
被ばくがあります。自然放射線や人間活動に伴う被ばくは，地域や環境，個人
の生活習慣によって大きく変わり，数 mSv から 10 mSv 近くになることもま
れではありません。
　自然放射線による生物影響では，プラスの面（ホルミシス効果）があるとの
考えや，突然変異に寄与して生物の進化に関わっているとする説もあります
が，確たる証拠があるわけではありません。放射線によるマイナス面として，
組織・臓器の機能損傷や発がんがありますが，これらの症状は 100 mSv 以上
の高い線量で発生が確認されていることであり，自然放射線レベルで明らかに
害がみられるという報告はありません。

第7章 放射線のリスクとはどれぐらいのものか

●2 基準値とリスク

　基準値は，飲食物のほか体内に取り込まれるさまざまな物質の摂取を制限するためや，放射線の被ばくを制限するために設けられています。影響が発現するときに，しきい値がある物質とない物質では摂取許容値や基準値などの設定方法が違っています。しきい値がある物質では，細胞や動物を用いた毒性試験から求めた無毒性量に安全係数を掛けて，摂取許容量あるいは基準値が決められます。他方，しきい値のない物質では，放射線防護の分野で用いられているALARAの概念（技術的だけでなく，社会的，経済低な観点も入れて，合理的により低い安全な状況にするという概念）を参考にしながら，用量反応関係の直線で評価した発がんリスクが 10^{-5} 以下になるように，許容量や基準値が決められます。この基準値を決めるにはいくつかの手法があります。ここでは，そのタイプを便宜的に，無毒性型，残留物型，リスク型と名づけて3つに区分し，具体的な基準をつくる手法とそれらの危険性について述べます。

1)「無毒性型」の基準

　「無毒性型」では，無毒性つまり「危険がない」ことを目指しますので，化学物質の毒性が基準となります。大気や水，土壌などの環境基準には，これが用いられます。ここでは，四塩化炭素とセレンを例にとります。四塩化炭素は人が積極的に摂取する物質ではありませんが，人間活動によって環境中に存在し，食品を通じて体内に入ってきます。セレンは，哺乳動物にとって必須元素であり，特に子供が欠乏すると心不全が発生することが多く，また死亡率も高いので要注意とされている一方，過剰に摂取すると神経障害や皮膚炎などの中毒障害が出ることがわかっています。

　四塩化炭素は，フロンの原料であり，また溶剤としても使用される発がん性のある物質ですが，しきい値があるとされています。しきい値とは，それ以上の値で影響が出るという最小値です。毒性に関しては，短期の動物実験結果（しきい値，すなわち無毒性量：0.71 mg/kg）しかなく，したがって，これに基づいて基準が決められることになります。

　その手順は，動物実験結果をヒトに換算する際に不確実性があるとして，それを10倍，ヒトの個人差による不確実性を10倍，実験での短期間の摂取結果を生涯という長期間に読み替える際の不確実性を10倍として，併せて1000倍の不確実性を入れます。したがって，「耐用1日摂取量」（体重1 kg

当り）は，

$$0.71 \text{ (mg/kg)} \div 1000 = 0.00071 \text{ (mg/kg)} \cdots\cdots\cdots\cdots\text{（式 7-1）}$$

と求められ，これがヒトの基準値となります。

　これに基づいて求められる水中濃度の基準値は，この基準値のほかに，ヒトの体重，水の 1 日摂取量，摂取寄与率（摂取した物質が影響する割合）を用いて求めることになります。体重，摂取量，寄与率をそれぞれ 50 kg，2 L，0.1 とすると，基準値は，

$$0.00071 \text{ (mg/kg)} \times 50 \text{ (kg)} \times 0.1/2 \text{ (L)}$$
$$= 0.002 \text{ (mg/L)} \cdots\cdots\cdots\cdots\cdots\cdots\cdots\cdots\cdots\cdots\cdots\text{（式 7-2）}$$

と求められます。

　次に，セレンをみてみましょう。セレンについてはヒトの疫学データがあり，それによる無毒性量は 0.004 mg/kg となっています。ヒトのデータがあるために，不確実性を入れませんので，この 0.004 mg/kg がそのままがヒトの基準値となります。水中濃度基準は，四塩化炭素の場合と同様に計算されて，0.01 mg/L となります。

　以上の例では，ヒトに関するデータがある場合とない場合を対比しました。四塩化炭素の無毒性値は，セレンよりも大きい（危険度がセレンより低い）にもかかわらず，ヒトのデータがないために不確実性が大きく見積られます。そのために，ヒトの基準値および水中濃度基準値がより厳しくなっています。このことは，安全率の観点でみれば，四塩化炭素のほうをセレンよりも大きくみているということになります。

2）「残留物型」の基準

　「残留物型」では，「毒物は合理性を持ってできるかぎり減らす」という考えがもととなっていて，以下のように説明されています。

　この手法は，農産物の残留農薬などの基準に適用されてきており，これによる基準値を超えたものは一切市場には出すことができないことになっています。ところが，同じ物質でも，人工由来の農薬は厳しく排除されますが，もともと自然に存在するものは容認されるということがあって，単純に割り切れない部分があります。

　農薬の毒性で重要なのは，「許容 1 日摂取量」で，無毒性型の場合の「耐用

１日摂取量」に対比されます。なお，「許容１日摂取量」と「耐用１日摂取量」の算定方法は同じですが，両用語の頭につく「許容」と「耐用」の違いは，環境中に意図せずに存在するものについては耐える意味で「耐用」とし，使用上で制御できるものは「許容」と使い分けています。

ヒトの体重１kg当りの「１日摂取量」は前項と同様に求められますが，それに続く作物濃度の基準値を決める過程は，環境中の濃度を決める前項の手法とは異なります。まず，対象としている「農薬」を適正に使用した場合の作物残留試験をして，当該作物１kg当りの「最大残留量（mg）」を得ます。これに倍率を掛けて，「仮基準値（mg/kg）」を決めます。次に，この仮基準値を使って前項と逆の計算で，ヒトの体重１kg当りの「仮摂取量（mg）」を求め，この仮摂取量の80％が１日摂取量を超えていなければ，仮基準値を基準値とするということをします。

この手法では，作物残留試験で農薬が少なければ，厳しくしても基準値を守ることができるので基準値は厳しくなり，多ければゆるくしないと基準値が守れないので基準値はゆるくなることになります。これは農業に配慮した手法になっていますので，農業者が農薬を使用基準に従って適正に使用しているかぎり，基準値は守られることになります。しかし，健康影響に直接関係して決められた基準値ではないことに留意すべきで，本来は，健康という観点から決められるべきものでしょう。

3)「リスク型」の基準

わが国では，一般に基準値は「絶対安全を守る値」と広くとらえられて，多くの物質や放射線の基準に適用されています。前述のフロンやセレンを除いた多くの物質や放射線による発がんは，「しきい値」のない確率事象であることから，リスクによる基準が考えられてきました。

リスクの発生確率 10^{-5} とはどのような意味を持つのかを知ることが重要です。英国学士院によれば，「さらにリスクを低減するための費用を投入しようとしないレベル」としています。わが国では，全産業のなかで「危険とされる業種のリスクの数分の１程度」に相当します。また，2010〜2015年の5年間のわが国の交通事故死は，年間4000〜5000人ですから，そのリスク 5×10^{-5}（6000人 /1.2億人）と同じ程度の低いレベルとみられます。このような背景があって，多くの場合，リスクの発生確率 10^{-5} オーダーが基準として考えられています。

4) リスク型基準による例

⑴水道水の基準

　1990年ごろに水道水中に微量のさまざまな発がん物質が存在することが明らかになるに及んで，この分野でも新たな基準づくりが求められました。欧米では「リスクを無視できるレベル」を考えて，それに基づく基準値がつくられるようになりましたが，「無視できるレベル」の生涯がん発生確率は，前項で述べた10^{-5}（10万人に1人）とされています。わが国も，WHOの飲料水の水質ガイドラインを参照にして，このレベルで基準値が検討されるようになりました。

⑵食品のヒ素の基準

　ヒ素による肺がんの発生は，しきい値のない確率事象として扱い，「無視できる確率」を前記に従って10^{-5}とします。永井孝志[3]によれば，これに基づく無機態ヒ素の摂取量は，安全側に見積って1日当り0.006 μg/kgとなるとしています。

　この値を使って，ヒ素を多く含むヒジキの規制値を計算してみます。体重50 kgの人が1日に食べるヒジキの量を平均1 gとし，ヒジキによる寄与率を50％（他の食品から50％）とすると，ヒジキ1 kg当りのヒ素の上限量は，

$$0.006 \,(\text{μg/kg/日}) \times 50 \,(\text{kg}) \times 0.5 \div 1 \,(\text{g/日})$$
$$= 0.150 \,(\text{μg/g}) = 150 \,(\text{μg/kg}) \cdots\cdots\cdots\cdots\cdots\cdots (\text{式 7-3})$$

となります。つまり，150 μg/kg以上のヒジキは食べてはいけないということになります。なお，寄与率とは，この場合は残りの50％を他の食品に当てるので，その分だけヒジキは少なめにしなければならないという規制値のヒ素への割り当て分です。

　ところで，ヒジキの無機態ヒ素濃度としては，36000 μg/kgの値（限界量の240倍）も報告されていますので，これでは，ヒジキは全面禁止とならざるを得ないことになります。しかし，わが国では，食習慣や健康食品と名高いこともあって，現実には規制はなされていません。カナダや英国のように，欧米諸国ではヒジキを食材としないことを勧告している国もあります。

　また，コメにもヒ素が含まれています。パン食が増え，コメの消費量は減少しているとはいえ，日本人の主食はまだコメとみてよいでしょう。そこで，1日のコメの摂取量を0.15 kg，寄与率を20％としますと，ヒジキの例になら

83

第7章 放射線のリスクとはどれぐらいのものか

ってコメのヒ素の限界量（コメ 1kg 当りの値）を求めますと，

$$0.006\,(\mu g/kg/\,\text{日}) \times 50\,(kg) \times 0.2 \div 0.15\,(kg/\,\text{日})$$
$$= 0.4\,(\mu g/kg) \,\cdots\cdots\cdots\cdots\cdots\cdots\cdots\cdots\cdots\cdots\cdots\cdots\,(\text{式 7-4})$$

となります。ところが，実際のコメにはこの 100 倍程度のヒ素が含まれています。これではコメは食べられないことになります。わが国以外にも，アジア諸国を中心に米食の国が多くありますので，国際的な食品基準を策定している委員会（コーデックス委員会）では，「諸事項を勘案したうえで，達成可能な範囲でできるだけ低くする」考え方に基づいて，精米の無機態ヒ素 200 µg/kg を基準値とする動きとなっています。

⑶食品の放射性セシウムの基準

「食品，添加物等の規格基準値」と「乳および乳製品の成分規格」のなかの食品一般の「成分規格基準値」が，放射線審議会の諮問と食品安全委員会の影響評価を経て，2012 年 4 月 1 日に改正され，放射性セシウムの基準値が施行されました。第 3 章で詳しく述べていますが，ここでは，**表 7-1** に簡略に再掲します。食品中には他の放射性核種も入ってきますが，それらは影響の度合いを放射性セシウムと比較して，その比率をセシウムに上乗せして，「放射性セシウム」として表されています。一般食品でいえば，1 kg 当り 100 Bq を超える食品は流通させないことになります。

基準値は，FAO や WHO など政府が関与して国際間で流通する食品の基準を決める国際組織であるコーデックス委員会が規準として 1 mSv/y を採用していることから，わが国もこれに準拠して，日常生活で通常に飲食をして 1 年間に 1 mSv を超えないように，年齢別の 1 日の食品摂取量，年間の日数，線量係数などを入れて食品区分別に計算し，それらを総合的に判断して基準値が

表 7-1　放射性セシウムの基準値

分類	基準値（Bq/kg）
一般食品	100
牛乳	50
乳児用食品	50
飲料水	10

決められています。1 mSv は 5 × 10^{-5}（次項で説明）のリスク，すなわち死者 10 万人のうち 5 人が放射線によるがんで死亡する確率です。なお，牛乳と乳児用食品は小児の摂取を考慮して，一般食品の 1/2，また飲用水は 1/10 としています。

5）放射線とヒ素のリスクの対比

　放射線の場合は，放射線による組織・臓器の機能障害があり，多くの障害にはしきい値があります。最も低いしきい値は，白内障の 150 mSv です（最近，ICRP ではさらに低い値が勧告されています）。他方，がんや遺伝性影響は，遺伝子に傷がつくことで発症すると考えられるために，しきい値のない確率事象とされています。

　広島・長崎の原爆データ（高線量の瞬時の被ばくデータ）の解析から，発がん確率として 5 × 10^{-2}/Sv が示されています。これは，1 Sv 浴びた人の集団では 100 人中 5 人（100 mSv 浴びた人の集団では 1000 人中 5 人）が放射線に起因するがんで死亡するという意味になります。高線量の瞬時の被ばくと低線量の長期の被ばくは，影響としては同じと考えますと，瞬時の 100 mSv は，日常生活で体外から生涯浴びる環境放射線による被ばく（80 年生きると 70 mSv 程度）に相当することになります。

　先に述べたように，ヒ素のがん死亡は，体重 1 kg 当り 1 日当りの摂取 1 μg で 600 人に 1 人ですから，1000 人中 5 人（200 人中 1 人）にあたるヒ素の体重 1 kg 当りの 1 日摂取量は 3 μg に相当します。このことを考えると，自然放射線による外部被ばく 0.1 μSv/h のリスクに相当する無機態ヒ素のリスクは，体重 1 kg 当り毎日 3 μg のヒ素を摂取する，すなわち体重 50 kg の人では 150 μg を摂取することに相当することになります。

　コメにヒ素が含まれていることは前述しましたが，食品安全委員会の資料によると，玄米に含まれる無機態ヒ素は，総ヒ素が 118 ～ 260 μg/kg（乾燥重量当り）であるとして，その 62 ～ 96％になります。精米では無機態ヒ素の含有量が減ることを考えて，食事で食べるご飯で，1 kg 当り 100 μg の無機態ヒ素を含むコメをお椀 1 杯（コメ 150g）食べるとすると，お椀 1 杯で 15 μg を摂取することになります。すなわち，体重が 50 kg の人では，お椀 10 杯で 150 μg のヒ素を摂取することになります。ところが，ヒジキでも述べたように，ヒ素は他の食材にも入っていますので，コメに割り当てる寄与率を 20％とすると，コメからの許容量は 30 μg となり，これはお椀 2 杯分に相当

第7章 放射線のリスクとはどれぐらいのものか

します。このことは，日常，体外から受けている環境放射線によるリスクは，コメのこのリスクと同程度ということを示しています。なお，自然放射線のリスクについては，第8章で詳しく述べます。

 おわりに

　日本は，食品管理，衛生管理，治療の充実，その他社会的状況などさまざまなことがたいへんうまくいっていて，世界で最も長寿の国の1つとなっています。もし，米食をやめ，健康と美容によいとされるヒジキもやめれば，さらに寿命は延びることになるのでしょうか。それとも，私たちの日本食が健康や寿命に関係しないのであれば，コメやヒジキに含まれるヒ素の基準値を決めるもととなる疫学調査や動物実験の方法や結果，解釈に，誤りがあることになるのでしょうか。あるいはまた，基準値を策定するうえで何らかの齟齬があるのでしょうか。まだまだ，不明な点，詰めるべき課題が残されているといえます。

　ここで述べたように，基準値，規制値の立て方は，それぞれ背景や手法が異なり，一律ではありません。しかし，それでも相互に比較してみることは，たいへん意味があります。なかでも，毎日の米食のリスクと自然放射線によるリスクは，これらが私たちの生活にとって切っても切れないものですから，それぞれのリスクを考えるだけでなく，相互に比較することで，基準とは何か，基準値はどのようにあるべきなのかなどを考えるうえで，大いに参考となるでしょう。

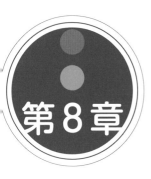

第8章 自然放射線のリスクはどれほどか

はじめに

　福島原発事故による被ばくについては，自然放射線による被ばくと比較して，安心できるレベルであるとかないとかの議論がしばしばなされています。その場合，外部被ばくとして宇宙線と大地放射線に由来した合計の年間線量が取り上げられることが多いのですが，この合計線量は，世界平均が 0.87 mSv[1]，日本平均が 0.63 mSv[2] と見積られています。この数値が 1 mSv に近いこともあってか，古くから外部被ばくの概略値として 1 mSv がしばしばいい習わされ，現在も踏襲されることが多いようです。しかし，比較対象とされる自然放射線量としては，この値が適切なのでしょうか。

　さらにいえば，そもそも自然放射線のレベルが安心できるレベルといえるのか，という問題があります。通常，私たちは，放射線に限らずさまざまなケースであまり深く考えることなく自然のレベルを安全とみて容認していることが多く，また，体感的にも危険と感じることはほとんどないように思います。現在，自然放射線レベル程度の低線量率を長期にわたり継続的に被ばくしている場合，影響（放射線による損傷）がかなり修復されることが明らかになってきていますので，このことを裏づけているように思われます。しかしながら，その量的な知見は必ずしもつまびらかではなく，これを入れて自然放射線のリスクを正しく算定するのは，現時点では難しいところです。

　リスクは，放射線に限らずさまざまな事物や状態にもあるので，それらと比較してその安全（あるいは危険）の相対的な程度を知ることが大切です。そのためには，相互に比較できるリスク係数，あるいはリスク係数から算出される概数を知る必要があります。ここでは，過大な評価になることを承知で，修復などは考慮に入れず，線量はどれだけ小さくても発がんをもたらす（LNT モデル，第 6 章参照）と考えた場合の自然放射線によるがん死のリスクを算出することにします。

87

第8章　自然放射線のリスクはどれほどか

1　どの線量を選ぶか

1) 線量率，年間線量，生涯線量

　着目すべき自然放射線量には「どのような線量」が適切なのでしょうか。「線量率」なのか，ある期間の累積線量（たとえば，「年間線量」）なのか，あるいは一生の「生涯線量」を選ぶのがよいのかは，検討する必要があります。

　「線量率」が単位時間当りの線量であることはよく知られていますが，単位時間に「秒」をとるのか，「分」をとるのか，あるいは「時」をとるのか，どれが適当かは問題としている対象によります。放射線モニタリングなどでは，「時」当りの値をとることが多いので，通常はそれが念頭におかれます。なお，「1 mSv/y」と表示されることも多いのですが，これは「毎年 1 mSv」を継続して受けるというよりも，「1 年間（という期間）で 1 mSv」受けると考えるのが，素直な理解だと思います。

　線量率，あるいは年間線量は，ある地域や国などの放射線レベルを比較する場合には適切です。年間線量にその地域・国の人口を掛けると，集団線量が評価され，利用することができます。また，年間線量に平均年齢を掛ければ，単純な個人の平均累積線量が得られ，これにリスク係数を掛ければリスクが評価されます。しかし，これは生涯に受けると推定される線量によるリスクではありません。人が実際に生涯に受ける線量（生涯線量）は，年間線量に寿命を掛けた累積線量です。その国のすべての人びとが生涯に受ける生涯線量の平均は，年間線量にその国の平均寿命を掛けた累積線量です。

2) 自然放射線による被ばく線量

　自然放射線による発がんの影響を知ろうとすれば，自然放射線による発がんあるいは死亡者の年齢分布のデータが必要で，その死者の累積線量を知る必要があります。しかし残念ながら，自然放射線のような低レベルでの発がんは理論上可能であるとしても，医学的にも疫学的にもそれが原因であることを証明することは無理ですから，そのようなデータは望むべくもありません。

　言い換えると次のようになります。自然放射線の被ばくは途切れることなく連続していて，また，生体に与えられた影響は残って継続し，累積するとして扱われますから，長期にわたる被ばくのリスクは，累積線量で考えなければなりません。つまり，ある 1 年間で受ける放射線による影響は，0 歳児から 100 歳の高齢者まで，年齢に関係なく同じですが，当然のことながら年齢によって累積線量

88

は違ってきます。それは「年齢に比例して直線的に増加する」と仮定しますと，年間線量が1 mSv では，各年齢満期での値は，0歳児では1 mSv ですが，9歳児では累積で10 mSv となり，99歳の高齢者では100 mSv の累積線量となります。

3) 自然放射線によるリスク推定のための加重平均累積線量

　ある年の放射線による死亡数を他の原因による死亡数，たとえば，交通事故死や喫煙による肺がん死と比較しようとする場合を考えてみます。個々の交通事故は互いに関係のない独立事象ですから，その原因が累積されることはありません。喫煙の場合は，喫煙開始年齢，喫煙期間，1日の喫煙本数，禁煙期間などによって影響が異なりますので，喫煙の体への影響を知るには，これらを知る必要があります。

　一方，自然放射線の場合は，だれもが常に一定量を浴びているとみなせますので，喫煙の影響を知る場合よりも単純です。すなわち，線量は，若年層ほど累積線量が少なく，高齢者ほど累積線量は大きいことに着目すればよいわけです。なお，がん死は，若年層は少ないとはいえ幼児から高齢者までの各層でみられる[3] ので，がん死のうち自然放射線によるがん死がどの年齢層にも同じ一定の割合で生じると仮定し，かつそれは累積線量に比例すると考えることにします。この考えに基づけば，自然放射線によるがん死に寄与する線量，すなわちリスク評価のための線量は，各年齢層の累積線量を加重平均した「加重平均累積線量」でなければならないことになります。

② 加重平均累積線量の算定

　ここでは，厚生労働省から出されている「平成25年の人口とがん死亡者の年齢階層別（5年刻み）に記された統計データ[3]」を使います。各年齢階層ともがん死の原因では，放射線は同じ一定の割合で寄与していると仮定して，あるかもしれない自然放射線によるがん死者の累積線量（生涯線量）を見積ることにします。

1) 算定式

　加重平均累積線量Dは，次式で定義されます。すなわち，

89

第8章 自然放射線のリスクはどれほどか

$$D = \sum (kN_i \cdot D_i) \,/\, \sum kN_i \quad \cdots\cdots\cdots\cdots\cdots\cdots\cdots\cdots\cdots\cdots \text{(式 8-1)}$$

ですが，ここで，N_i は各年齢層におけるがんによる死亡者数で，D_i は各年齢層の累積線量です。kは発がんのうち放射線が原因となる割合ですが，ここでは年齢層に関係なく一定と仮定しているので，分母分子で相殺されます。

2) 算定値

式 8-1 により加重平均累積線量を求めます。自然放射線による線量を 1 年に 2.1 mSv[2)] とし，年齢階層の線量には，たとえば，0 ～ 4 歳児の場合では 5 年の中間の 2.5 年分の 5.25 mSv とします。以下，同様に各年齢階層の中間年の値をとります。これを人口，がん死亡数などとともに**表 8-1** にデータとして示しました。

同表 H 列に，加重平均累積線量を示しましたが，この 160 mSv（159.6 mSv を丸めた）が，自然放射線による発がんで死亡した個人の生涯線量の加重平均値です。

G 列には各階層での被ばく線量を示しました。F 列の 97 mSv（96.62 mSv を丸めた）は，平成 25（2013）年末に生きている人が，生まれてからその時点までに被ばくした累積線量を階層の人口数の違いを考慮して求めた個人の平均線量です。

整理すれば，私たち日本人は，等しく年 2.1 mSv を浴びているとして，人口全体でみたときの累積の平均線量は 97 mSv であり，これは生存者の平均線量です。他方，自然放射線による発がんで死亡した（と想定した）人の自然放射線の生涯線量は 160 mSv とみられるということになります。生存者と死亡者の線量の違いは，「高齢になるに従って累積線量が増え，それに伴いがん死亡者（の割合）は増える」ということを反映しています。

③ 自然放射線による発がんリスク

1) 名目リスク係数と前提条件

放射線影響でもとになるデータは，原爆投下によって瞬時に高線量を浴びた人びとの被ばくデータです。また，投下直後から現地に入った人々は，瞬間被ばくではなく，高線量率で継続被ばくしたケースになります。これらのデータから得られた高線量の線量効果関係を低線量率の継続被ばく線量に適用するに

表8-1 平成25年悪性新生物（がん）死亡者の階層別重みづけ平均線量

A 年齢階層	B 人口 (人)	C がん死者 (人)	D 線量 (mSv)	E (B×D) (人・mSv)	F ΣE/ΣB 平均線量 (mSv)	G (C×D) (人・mSv)	H ΣG/ΣC 生涯線量 (mSv)
0～4	5,239,000	83	5.25	2.75E+07*		4.36E+02	
5～9	5,361,000	104	15.8	8.47E+07		1.64E+03	
10～14	5,790,000	97	26.3	1.52E+08		2.55E+03	
15～19	6,047,000	149	36.8	2.23E+08		5.48E+03	
20～24	6,205,000	176	47.3	2.93E+08		8.32E+03	
25～29	6,869,000	301	57.8	3.97E+08		1.74E+04	
30～34	7,623,000	635	68.3	5.21E+08		4.34E+04	
35～39	9,060,000	1,496	78.8	7.14E+08		1.18E+05	
40～44	9,667,000	2,871	89.3	8.63E+08		2.56E+05	
45～49	8,406,000	4,690	99.8	8.39E+08		4.68E+05	
50～54	7,734,000	8,206	110	8.51E+08		9.03E+05	
55～59	7,731,000	14,252	121	9.35E+08		1.72E+06	
60～64	9,666,000	30,891	131	1.27E+09		4.05E+06	
65～69	8,699,000	40,200	142	1.24E+09		5.71E+06	
70～74	7,596,000	49,260	152	1.15E+09		7.49E+06	
75～79	6,302,000	60,437	163	1.03E+09		9.85E+06	
80～84	4,762,000	65,554	173	8.24E+08		1.13E+07	
85～89	2,926,000	51,990	184	5.38E+08		957E+06	
90～	1,614,000	33,292	200	3.23E+08		6.66E+06	
合計	127,297,000	364,684		1.23E+10	96.62	5.82E+07	159.6

＊ 2.75E+07は 2.75×10^7 を表す。

は，

　① 瞬時の高線量と長期の累積線量が同じであれば，生体影響も同じである。

　② 線量効果関係は，しきい値のない直線関係である（LNTモデル）。

の2条件が成立していることが前提となります。ただし，①に関しては，高線量と低線量では影響が違うことが多くのデータから知られていて，それを補正するために「線量・線量率効果係数（dose and dose rate effectiveness factor: DDREF）」があります。ICRP Publication 103, A105は，この係数を2として，放射線による発がんの名目リスク係数（nominal risk coefficient）を

第8章 ┃ 自然放射線のリスクはどれほどか

5.5×10^{-2} Sv^{-1} [4] としています。これは治癒がんも含んだ罹患率ですが，ここでは，前述したように，発がん者は全員死亡するとみなすことにします。

2) 発がんリスクの推定

2013年は，わが国の総人口は1.273億人，全死者は126.8万人であり，死者のうち，悪性新生物（がん）による死者が36.47万人でした。これを比率でみると，死亡率は0.996％で，がん死者に限ると0.286％であり，死者のうちのがんによる死者の割合は28.8％です。これらを丸めた概数にすると，それぞれ1.0％，0.29％，29％です。

さて，自然放射線が発がんを起こすとすると，自然放射線の加重平均生涯線量が160 mSv（丸めた値）ですから，全がん死に占める自然放射線によるがん死の比率は，リスク係数5.5×10^{-2} Sv^{-1}を使って，8.8×10^{-3}（0.88％），すなわち，がん死者1000人当り8.8人が自然放射線によるがん死とみられます。ICRPは，このリスク係数を用いて実際の人数を算定するようなことはすべきでないと注意を喚起していますが，ほかの発がん要因と比較する場合，人数で示されたケースもあることからそれにならうと，自然放射線によるがん死者は，全がん死者10万人当りでは880人とみられ，わが国に即した人口からは3200人程度と見積られることになります。

がん死に対するさまざまな原因のリスクがハーバード大学レポートで評価されていて（図6-4参照）[5]，それによれば，「放射線・紫外線」のリスクは2％です。放射線と紫外線の割合が示されていませんが，両者の寄与の割合は半々とみて，それぞれ1％とすると，ここで算出した0.88％は，若干小さい程度です。日本と米国では，人種や生活習慣，食習慣，また線量などさまざまな面で違うにもかかわらず，発がん原因に対する自然放射線の割合は大きくは違わないといえます。

人口動態は年によって違いがあり，また経年の変動傾向も考慮すると，丸めた数値で概数としてみるのが適切です。わが国の最近の人口動態の概略値として，総人口1.2億人，年間の死者120万人，そのうちのがん死者を35万人とすると，死亡率は1％であり，死者のうちのがん死者の比率は29％（人口に対するがん死亡率は0.29％）となります。さらに，がん死者のうちで自然放射線による発がんでの死亡率は0.88％ですから，死者に対するその比率は0.26％とみられます。わが国の人口全体でみたときのリスクは，2.6×10^{-5}（0.0026％）となり，この値がわが国における他のリスクと比較できる数値

92

となります。これらを**表8-2**にまとめました。ただし，長期継続被ばくでは，経過中の修復や新陳代謝による除去などがあるため，また，前述した治癒がんを含んでいることを併せて考慮すると，2.6×10^{-5}はかなり大きめの値です。

表8-2 モデル人口・死者などによる自然放射線によるがん死のリスク

	人口	死者	がん死者	自然放射線のリスク
人数	1.2億人	120万人	35万人	
率		1 %	29%　　（対死者） 0.29%　（対人口）	0.88%（対がん死者）＊ 0.26%　　（対死者） 0.0026%　（対人口）
リスク				2.6×10^{-5}

＊リスク係数（5.5×10^{-2} Sv^{-1}）×加重平均生涯線量（160 mSv）

④ 自然放射線以外の被ばくとの比較

　職業被ばくの場合は，線量限度が5年間で100 mSv（1年で50 mSv以下，ICRP勧告は年平均20 mSv）までとなっていて，考えている線量は累積線量であることが明確です。したがって，自然放射線量の年間2.1 mSvや自然放射線の外部被ばく線量としての年間1 mSvと比較して，何倍多いなどと議論することは，被ばく計画時以外は意味がありません。実際に意味があるのは，放射線作業に従事したことによって，その期間に浴びた正味の総線量であって，それと生涯線量，あるいは実際に被ばくした期間の自然放射線の累積線量との比較ということになります。

　一方，事故により環境中に漏洩した放射性物質による被ばくでは，漏洩放射性物質による線量と自然放射線量とを同じ期間（たとえば，1年間）で比較することは，線量の多寡を相対的に知ることでは意味があります。事故由来の線量は毎年減少していきますので，毎年一定の線量をもたらす自然放射線と比べることによって，その減少の状況がより明示的になります。しかし，健康影響は累積線量に依存しますので，健康影響（たとえば，発がん）を比較しようとする場合は，事故に由来する線量も自然放射線による線量も，ともに同じ期間の累積線量でなければなりません。自然放射線の場合は，年変動がほとんどありませんから，年間線量に年数を掛ければ累積線量が求められます。しかし，事故による追加線量の場合は，線量は半減期に応じて減少していきますので，

初年の年間線量を用いて，それに年数を掛ければ過大評価になり，後年の線量に年数を掛けたのでは，過小評価となります。このような点を考えれば，ある年1年間だけの追加線量を単純に「1 mSv/y」と比較して，健康影響への寄与の大小を議論すると，誤った評価をまねくことになりますので，注意が必要です。

おわりに

　わが国で毎日浴びている自然放射線（1年で2.1 mSv）に基づけば，生存している個人の加重平均累積線量は，97 mSv であり，これは年間線量2.1 mSv にわが国の平均年齢45.5歳を掛けた値に等しい。放射線によるがん死という観点からみた場合，個人の加重平均生涯線量は約 160 mSv に相当しますが，これは年間線量に男女の平均寿命（男：80.21歳，6191万人，女：86.61歳，6539万人）を加重平均した83.5歳を掛けた値（175 mSv）よりも少し小さい値です。

　また，自然放射線による発がんがあると必ずしも明らかになっているわけではありませんが，「原因としてありうる」とした場合の発がんによる死は，全がん死の1%未満です。また，わが国の人口からみた場合の自然放射線のリスクは 2.6×10^{-5} と算定されますが，この値は，リスク評価の分野でおおむね容認されるとみられているリスクの 10^{-5} [5,6]）と同じオーダーです。

　なお，ここでは発がんはすべて死亡するとして扱いましたが，ICRP Publication 103 のリスク係数は，治癒がんも含んでいます。そのほか，低線量における長期継続被ばくの期間における修復や新陳代謝による除去などを考慮すると，ここで求めた値は上限値に相当し，実際にはリスクはこれよりかなり小さく，場合によっては1桁以上小さいかもしれません。また，がん治療は日進月歩で進んでいることから，自然放射線による発がんでの死亡リスクは，将来的には，さらに小さくなると予想されます。

コラム ⑥ バックグラウンド放射線

　バックグラウンド放射線といえば，通常，自然放射線を思い浮かべます。これは誤りではないのですが，十分でもありません。正しくは，着目している放射線源（たとえば，福島事故では，福島第一原子力発電所の原子炉から放出された放射性物質）以外から来る放射線は，すべてバックグラウンド放射線です。

　自然放射線については，本文中に詳しく述べていますが，これ以外に人工放射線に由来するバックグラウンドがあります。そのバックグラウンド放射線には，次のような人間が「つくり出したもの」に由来します。

　①核爆発実験によるフォールアウト（人工放射性物質）
　②さまざまな消費物質中の放射性物質（人工および自然放射性物質）
　③原子炉の通常運転で放出される放射性物質（人工放射性物質）
　④事故により漏出した放射性物質（人工放射性物質）

　以下では，これらによるわが国の国民の平均線量がどれぐらいかをみてみましょう。

　大気圏内の核爆発実験では，米国が 1945 年 7 月にニューメキシコ州の砂漠で初めての原爆実験（トリニティ実験）を行って以来，米国，ソ連，英国，仏国，および遅れて中国の 5 か国によって 1970 年代初頭までの約 25 年間に，原爆（核分裂）と水爆（核融合）の実験が数百回行われています。一連の実験は，米英仏の 3 国は太平洋の島々（マーシャル群島など），ネバダ州，オーストラリア，アルジェリアなどで，またソ連は中央アジア（カザフスタン）やノバヤゼムリャなどで行われました。原水爆実験禁止の世界的な高まりを受けて 1963 年に核実験禁止協定が調印され，以降は地下実験になりました。当時，まだ原爆を持たないためにその調印に加わっていなかった中国が 1964 年 10 月にタクラマカン砂漠で実験をして以来，1970 年代の初めまで実験をしています。これら一連の実験により，大量の放射性物質が大気圏にばら撒かれ，2019 年の現在，今なお地表でストロンチウム，セシウム，プルトニウムなどの核種が測定され，またそれらによるわが国の個人線量は 0.0025 mSv/ 年と推定されています。

　社会にはたいへん多くのさまざまな消費物質がありますが，それらのなかには放射性物質を意図的に使ったものや，また意図せずに入っているものもあります。それらによる個人線量は 0.00005 mSv/ 年以下と見積もられています。

　原子炉と関連施設（燃料加工工場や再処理施設など）の通常運転，および放射性物質の利用では，放射性の気体（クリプトン，ゼノンなど）および液体（トリチウム水ほか）を法律の範囲内で環境中に放出することが許可されています。それらによる一般公衆の個人線量は，0.00001 mSv/ 年程度と推定されています。

　事故により漏出した放射性物質による線量は，事故の規模と場所やほかの条件によるために，全体的な平均値として評価することはできません。

　以上合計すると，0.0025 mSv/ 年程度と推定されます。自然放射線による線量は 2.1 mSv/ 年なので，わが国の個人線量への寄与は 0.12% 程度です。

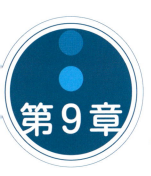

第9章 人間の性(さが)

 福島原発事故

　2011年3月11日14時46分，太平洋三陸沖を震源とした東日本大地震が発生しました。地震が海溝型逆断層地震であったために津波が発生し，超弩級の津波が東北地方および関東地方の東部太平洋沿岸を襲い，甚大な被害がもたらされました。この地震は，気象庁によって「東北地方太平洋沖地震」（マグニチュード9.0）と命名されました。最大震度は，宮城県栗原市の震度7であり，津波は，相馬港で9.3 m以上となっています[1]。東京電力福島第一原子力発電所（福島第一原発）と東北電力女川原子力発電所では，震度は6強とされ，津波の高さは13 mを超えました[2]。福島第一原発では，原子炉が自動停止したものの，その後の原子炉の冷温保持に失敗して，1～3号機の原子炉が炉心溶融を起こすこととなり，主として揮発性の高い元素が建屋内に漏出しました。その後，建屋内に充満した水素が爆発するに及んで，建屋内の放射性物質が屋外大気中へ飛散して，私たちに極めて大きな衝撃を与えました。

　この災害は，津波による自然災害といえますが，建屋が破壊され，大量の放射能が環境に出るという事態は，いかにまれで，また予測しにくいことであったとはいえ，万が一への対策ができていなかったことから，人為的災害ともいえます。政府や電力会社は，原子力発電所（原発）は安全といい，世間でもそれを信じてきました。しかし，「絶対安全」などないことは，原子力の専門家ならずとも，工学者・技術者にはわかっていたはずでした。原子力に限らず，すべての事象に絶対安全などあり得ないことは，少し冷静に物事を考える者であれば，理解していることと思います。今回の事故は，このような形で災害が発生する頻度は，極めて低いという予断があって，そのための備えがおろそかになっていたというのが実態といえるでしょう。

　問題は，環境に出た高濃度の放射性物質によって，直接的または間接的に一般公衆が受ける被害（健康被害，風評被害，生活破壊）です。放射線・原子力

第9章 人間の性

の専門家以外の一般公衆が，放射線をどのように理解し，またどのように対処しようとするのか，あるいはすべきと考えるのかによって，被害の実態は大きく変わります。

このように考えたとき，放射線を正しく認識し，理解することは極めて重要であるとわかります。しかし，正しく理解をして理性的にはこうすべきだと考えても，感情がそれを許さない場合が，しばしばあります。つまり，客観的に科学的・合理性をもって理解した事実と，それを受け入れるかどうかを判断する心理上の問題は別だということです。放射線の深刻な問題は，この点に尽きるといっても過言ではないでしょう。このような感情と理性の乖離は，いわゆる専門家と称される研究者・学者のなかにもみられることであり，ことは決して単純に割り切れるものではないと痛感されます。

❷ 放射線に対する不安の心理

「放射線は怖いものである」と恐れる心理には，その原因としていくつか考えられます。

1つは，放射線が五感に感じられないことによる不安です。すなわち，放射線は見ることも，聞くことも，嗅ぐことも，味わうことも，そして肌で感じることもできないために，心理的にたいへん不安になるというものです。これは，闇夜に出かけたとき，何か得体の知れないものが近寄ってくるのではないか，と恐れる「疑心暗鬼」の心理と共通すると思います。

2つには，放射線は危険である，怖いものであるという「思い込み」があげられます。そのような思い込み状態になるのは，放射線に対する知識がないときに，周囲から言葉や活字などによって，「放射線は怖いものである」という意識が形成されることにあると考えられます。科学的な合理性をもって判断できる以前に，意識へこのような「刷り込み」がいったんなされると，その潜在意識からなかなか抜け出せないと考えられます。このような「思い込み」あるいは「刷り込み」は，日常，さまざまな事柄や場面で経験していることがわかるはずです。

3つには，前に述べた「発がんに対する恐怖」です。近年，がんは治癒するようになってきており，医療の日進月歩を考えると，近い将来には多くのがんが治癒するようになると予想されます。ところが，このような将来の状況を理性では理解できても，わがこととなると「がんになれば死ぬ」，「がんにはなり

たくない」,「生涯, 発がんの不安を持ち続けるのは嫌だ」といった, 今持っている感情が強く出てきて, それが放射線を恐れさせる心理につながっていくと思われます。

4つには, 日本人の場合, 特に,「広島・長崎の原爆被爆」があげられるでしょう。原爆の被爆体験は, 体験者はいうまでもなく, 他の多くの人びとも被害の激しさと大きさに恐怖を抱いていると思われます。放射線と原爆とが一体としてとらえられ, 人道的な観点から許されるべきでないといった正義感・嫌悪感を含んでの心理があるように思われます。

そのほか, 発がん以外の機能障害がありますが, 一般にはそれほど意識されていないように思われます。チェルノブイリ事故による不安もみられますが, よその国のできごとであり, 遠く離れていることなどから, 一部の人々を除いて, やはり不安材料としてはそれほど高くないようです。また, マスメディアが危険を強調しすぎるから不安を感じるという意見も, 中学生に実施したアンケート調査（未公表）からうかがわれます。

3 専門家と非専門家

かつて, 著名な教授から「一般公衆は『何がわかっているか』がわかっていないが, 専門家は『何がわかっていないか』がわかっている」と聞いたことがあります。これは, 言い換えれば, 専門家というのはどの分野にあっても, その分野における基礎知識が的確に入っており, かつそれが体系化されていて, いつでも論理的に引き出せる状況にあり, また事実と仮説もしくは意見がはっきりと認識され, 識別されていることを意味しています。それに対して, 非専門家はその分野の知識が豊富に入っていても整然と体系化されていなくて, また抜け落ちや思い込みが入っていて事実と意見との識別ができないことにあるといえます。

誤解のないようにしておきたいのですが, 専門家といっても一分野での専門家であり, 全く別の分野になると非専門家であって, 一般公衆になります。放射線の分野は, 利用と防護の分野に分けられますが, 両者は大きく違います。また放射線防護関係の分野でも, 放射線管理, 環境放射線, 放射線生体影響などと専門は分かれ, それらはさらに細分化しており, これらの分野の専門家でこの3分野に精通している人はごくごく少数です。専門家といわれる人が, 本当にその分野の専門家であるのかを見極めることが肝要です。

99

第9章 人間の性

　放射線に限らず，一般市民から「専門家の言うことはよくわからない」といわれます。専門家は，どうしても専門分野で使われる用語を使って説明しますから，耳慣れない用語を聞いた一般公衆が理解しにくいのは当然といえます。また，「何かごまかされたような感じがする」ということもよく聞きます。専門家は，物事を論理的に説明しようとします。間違いのないように説明しようとすればするほど，細かな論理，事柄をあげて説明しますので，通常，そのような説明になれていない公衆は，自分でわかりやすいようにトレースができないために，そのように感じることが多いのではないかと思われます。

　「専門家によっては，全く反対の意見なので，どちらが本当かわからないし，不信感を抱いてしまう」ということもいわれます。前述したように，専門分野は細分化しているために，どの分野にあっても全部わかっているわけではなく，むしろわからないことが多い，といえます。前に述べたように，専門家は何がわかっていないかがわかっており，何が争点かがわかっていますので，ある事柄について同じ分野の専門家同士の間で議論・論争があって，互いに相手の意見・見解に同意することはなくても，「相手の言っている内容」は理解することができます。非専門家では，このような状況を理解するのが難しいのではないかと思います。

　放射線の専門家が難しく思っているところは，未解決の事柄や係争中の事案について科学的な論争をすることではなく，ある事例の解決策が専門家のアドバイスによって行政によって取り入れられることになったとき，要請を受けてその根拠や理由を説明した場合に，多くの一般公衆にすんなりと受け入れてもらえるようにすることです。ある考えや施策について，根拠となる科学的事実の認識・理解はほぼ同じだとしても，個人個人の思想・考え方の違いに基づく価値観の違いが入ってきますので，それが受容されるかどうかは難しいところです。人が持つ価値観は多様であり，それに大きな違いがあっても，どのような場合も，それを否認することはできません。

　したがって，専門家は，決して個人的価値観を入れないで事実をていねいに説明する，仮説は仮説として紹介することに徹しなければなりません。この意味において，専門家は，自分の意見を押しつけたり，自己の考えでリードしようとしてはいけないわけです。この点では，ジャーナリストが事実に徹して報道しなければならないのと同じといえます。判断するのは，非専門家である「一般の公衆である」ということを忘れてはならないのです。

④ 放射線と向き合う

　このようななかで，不安を感じる放射線に対して，一般公衆としては，具体的にいかに向き合い，行動すればよいのかを考えてみましょう。

　冒頭にも記しましたように，とにもかくにも，放射線に対する正確な知識を身につけ，それに基づいた合理的な判断をし，そして冷静に行動することに尽きます。しかし，このことがわかっていても，放射線は専門性が高いこと，また通常はほとんど考える対象ではないため，たとえ研修したとしても，一度や二度の研修では知識をしっかりと身につけることは，だれにとってもやさしいことではありません。

　行政や消防・防災関係者は，災害時に対応できるように，放射線を測定するサーベイメータのような携帯型測定器の使い方や表示値の意味，および簡単な補修などは最低限として知っておくべきですが，これとて難しいと思われます。したがって，放射線に対応するときは，特に事故時にあたっては，まずは放射線防護の専門家（放射線管理部門あるいは保健物理部門の担当者）の出動を要請して，要所要所に配置して，正確な情報や適切な対応の指示を得ることが必然といえます。

　専門家による状況判断は重要です。福島原発事故のように放射性物質が大気中に飛散している状態なのか，JCO の臨界事故（1999 年 9 月 30 日）のような放射線漏れの（放射性物質は出ていない）状況なのか，あるいは，ときおり発生しているような個別の放射線源による事故なのかなどを，いち早く的確に把握して，状況を正確に知らせ，かつ事態に対する対応方法を明示することが欠かせません。

　現場では，行政の責任者が，その情報や指示によって対応を決めなければなりません。たとえば，以下のような行動をとる指示を出すことです。大気中に放射能が飛散している場合は，身体用の防護具（特にマスク）を着用することになります。外部被ばくだけであれば，①放射線源からなるべく離れること，②その現場にいる対応時間を短くすること，さらには③物陰などに隠れて放射線の遮蔽に努めることで，放射線の影響を相当に防ぐことができます。このような知識と対応はそれほど難しいことではありませんので，専門家や災害対応者，行政だけでなく，一般の人びともよく知っておくことが必要です。

　専門家が身近にいて，得られた放射線情報が正確に説明され，的確な対応策が指示されれば，被ばくは軽減され，不安も随分と減少されるはずです。また

101

第9章 人間の性

それに基づいて，行政の対応者などが的確かつ迅速に対応するようになれば，不信も大きくはならないでしょう。また，事故など異常時には，流言飛語や風評がいちばん事態を複雑にしますが，専門家の時宜を逸しない適切な説明と対応によって，これらに惑わされることも少なくなると思われます。同時に，すべての人びとが，決して，確実でない情報を流したりしないで，冷静に対応することが求められます。

●● 参考文献 ●●

第1章

1）日本アイソトープ協会：アイソトープ手帳，11版，日本アイソトープ協会（2011）

2）森内和之：放射線ものがたり，裳華房，（1996）

3）G. F. Knoll 著，木村逸郎，阪井英次訳：放射線計測ハンドブック，日刊工業社，（1982）

4）青山　喬編著：放射線基礎医学，8版，金芳堂，（1996）

第2章

1）国際放射線防護委員会の2007年勧告，日本アイソトープ協会，（2009）

2）森内　茂，堤　正博，斎藤公明：保健物理，25，121-128（1990）

3）国連科学委員会2008年報告，放射線の線源と影響，放射線医学総合研究所，（2011）

4）環境放射線モニタリング指針，原子力安全委員会，（2008）

5）下　道國，真田哲也，藤高和信，湊　進：ISOTOPE NEWS，706，23-32（2013）

6）ICRP CD1, ICRP Database of dose coefficients, （1999）

7）ICRU Report 56, （1997）

第3章

1）下　道國：飲食物の摂取制限値（1）防災指針における指標，ESI-NEWS，30，185-189，（2012）

2）下　道國：飲食物の摂取制限値（2）規格基準値，ESI-NEWS，30，215-219，（2012）

3）辻本　忠，草間朋子：放射線防護の基礎，第2版，日刊工業新聞社，（1995）

4）村上道夫，永井孝志，小野恭子，岸本充生：基準値のからくり，講談社，（2014）

5）放射線医学総合研究所監訳：「放射線の線源と影響」，UNSCEAR 2008年報告書［日本語版］，放射線医学総合研究所，（2011）

6）原子力安全研究協会編：新版 生活環境放射線（国民線量の算定），原子力安全研究協会（2011）

7) 日本アイソトープ協会訳：国際放射線防護委員会の 2007 年勧告，ICRP Publication 103，丸善，（2009）

8) ICRP：Statement on Tissue Reactions, April 21, （2011）

9) 近藤宗平：低線量放射線の健康影響，近畿大学出版局，（2005）

10) 厚生労働省ホームページ：東日本大震災関連情報＞食品中の放射性物質への対応, https:www.mhlw.go.jp

第 4 章

1) M. Eisenbud 著，阪上正信監訳：環境放射能，第 2 版，産業図書，（1979）

2) 日本原燃株式会社他：ウラン廃棄物の処分及びクリアランスに関する検討書，（2006）

3) 下　道國，真田哲也，藤高和信，湊　進：ISOTOPE NEWS, 706, 23-32, （2013）

4) Minato, S., Kawano, M.：Journal of Radiation Research, 11, 138-144, （1970）

5) 原子力安全研究協会編：新版 生活環境放射線（国民線量の算定），原子力安全研究協会（2011）

6) 湊　進：http://www1.s3.starcat.ne.jp/reslnote/

7) 下　道國，小柳津 東，床次眞司，他：岐阜県内の一温泉施設のラドン濃度と被曝線量試算，温泉科学，55（4），177-187（2006）

第 5 章

1) 文部科学省ホームページ　http://www.next.go.jp

2) 東京都渋谷区ホームページ　https://www.city.shibuya.tokyo.jp

3) 細田正洋，福士政広，床次眞司，他：東京電力・福島第一原子力発電所事故以前の東京都葛飾区の空間線量率，放射線地学研究所，SCS-0077，（2011）

4) 原子力安全委員会ホームページ　https://www.nsr.go.jp

5) 久住静代：衆議院の科学技術・イノベーション推進特別委員会 177 回会議録，平成 23 年 5 月 20 日

6) 原子力安全委員会：環境放射線モニタリング指針，平成 20 年 3 月

7) 下　道國：エアロゾル状放射能の健康影響, 環境技術，40, 40-41, （2011）

8) 例えば，（社）日本アイソトープ協会：アイソトープ手帳 11 版，

9) 下　道國, 真田哲也, 藤高和信, 湊　進：ISOTOPE NEWS, 706, 23-32 (2013)

10) 原子力安全研究協会：新版生活環境放射線（国民線量の算定），原子力安全研究協会，(2011)

11) 文部科学省原子力災害対策支援本部：放射線量等分布マップの作成等に関する報告書，平成 24 年 2 月

12) Gamma-Ray Spectrometry in the Environment: International Commission on Radiation Units and Measurements, ICRU Report #53, (1994)

13) 原子力安全委員会：原子力施設庁等の防災対策について，原子力安全委員会指針集，p.1431，平成 15 年 3 月

14) 放射線審議会第 125 回総会，参考資料 2，平成 24 年 2 月 2 日

第 6 章

1) 国連科学委員会 2008 年報告，放射線の線源と影響，放射能医学総合研究所，(2011)

2) Harverd Report on Cancer Prevention：Cancer Causes & Control 7, p.55-58, (1996)

3) 国立がん研究センター HP：がん情報サービス，(2013)　https://ganjoho.jp/public/

第 7 章

1) 桜井　弘編：元素 111 の新知識，第 2 版，講談社，(2009)

2) 船山信次：毒があるのに何故食べられるのか，PHP 新書，(2015)

3) 村上道夫, 永井孝志, 小野恭子, 岸本充生：基準値のからくり，講談社，(2014)

第 8 章

1) United Nations; Sources and Effects of Ionizing Radiation. UNSCEAR 2008 Report. 日本語版，第 1 巻 p.351,（放射能医学総合研究所）(2008)

2) 原子力安全研究協会；新版生活環境放射線（国民線量の算定），p.73, 発行所，平成 23 年

3) 厚生労働省：平成 26 年（2013）人口動態統計の年間推計，統計表第 7

表

4）ICRP：Annals of the ICRP, ICRP Publication 103, p.182,（2007）

5）Harvard Report on Cancer Prevention：Cancer Causes & Control, 7, 55-58（1996）

6）辻本　忠, 草間朋子：放射線防護の基礎, 第 2 版, p.288, 日刊工業新聞社,（1992）

第 9 章

1）気象庁技術報告, 第 133 号, 第 2.2.1 表,（2012）

2）東京電力：福島原子力事故調査報告書（中間報告書）, p.5,（2011）

引用した自著

1）緊急特集 軽水炉における原子力災害の環境影響,「自然および人工の放射性物質と人の影響」, 環境技術, Vol.40, No.5,（2011）

2）特集 空気中における放射性物質の特性とその影響,「放射性物質の特徴」, 空気清浄, 第 49 巻第 3 号,（2011）

3）「放射線量と健康影響―ラドン温泉と福島原発事故―」, 健康文化, 第 46 号,（2011）

4）「放射線量と健康影響　その 2―様々な被曝―」, 健康文化, 第 47 号,（2012）

5）「放射線と如何に向き合うか」, ESI-NEWS, Vol. 32, No.5,（2014）

6）「放射線影響の不安とどう付き合うか」, 消防科学と情報　Vol. 116,（2014）

7）「1 ミリシーベルト考」, 健康文化, 第 49 号,（2014）

8）「被ばく線量の算定の仕方と線量の意味」, ESI-NEWS, Vol.33, No.2,（2015）

9）「食品中物質および放射線のリスク」, ESI-NEWS, Vol.33, No.4,（2015）

10）「自然放射線のリスクはどれほどか」, 保健物理, 51,（2016）

●● 索　引 ●●

数字

1 センチメートル線量当量 ····· 14
^{14}C ································· 37

アルファベット

【D】

DNA（遺伝子）············· 66

【L】

LNT モデル ·············33, 91

【N】

NORM ······················ 38

かな

【あ】

アクチニウム系列 ··········· 35
アポトーシス ··············· 67
アルファ（α）線 ············· 1
安定ヨウ素 ················· 77

【い】

胃腸管障害 ················· 68
遺伝 ······················· 65
遺伝子病 ··················· 66
遺伝性影響 ················· 70
遺伝性疾患 ················· 32
飲食 ······················· 54

【う】

宇宙線 ····················· 40
宇宙線誘導放射性核種 ········ 37
ウラン ··················38, 79
ウラン系列 ················· 35

【え】

エアロゾル ················· 39
疫学調査 ··················· 32
エックス（X）線 ············· 2
エレクトロンボルト ·········· 8

【お】

嘔吐 ······················· 68
思い込み ··················· 98

【か】

海産物 ····················· 40
外部被ばく ··············15, 51
確定的影響 ················· 65
確率的影響 ················· 65
花崗岩 ··················38, 42
加重平均累積線量 ··········· 89
河川敷 ····················· 42
価値観 ····················· 100
カフェイン ················· 78
カリウム ················55, 79
カリウム 40 ················ 38
カロテン ··················· 78
がん ··················32, 98
環境ガンマ線 ··············· 51
がん死 ····················· 89

107

ガンマ線 ・・・・・・・・・・・・・・・ 2, 40

【き】

規格基準値 ・・・・・・・・・・・・・・ 26
基準値 ・・・・・・・・・・・・・・・・ 80
季節変動 ・・・・・・・・・・・・・・・ 41
吸収線量 ・・・・・・・・・・・・・・・ 12
吸入 ・・・・・・・・・・・・・・・・・ 52
許容1日摂取量 ・・・・・・・・・・・・ 81

【く】

空間線量 ・・・・・・・・・・・・・・・ 50
空間線量率 ・・・・・・・・・・・・・・ 17
グレイ ・・・・・・・・・・・・・・・・ 9

【け】

系列核種 ・・・・・・・・・・・・・・・ 35
健康被害 ・・・・・・・・・・・・・・・ 97
原子核 ・・・・・・・・・・・・・・・・ 4
倦怠感 ・・・・・・・・・・・・・・・・ 68

【こ】

誤飲 ・・・・・・・・・・・・・・・・・ 56
光子・中性子 ・・・・・・・・・・・・・ 40
公衆被ばく ・・・・・・・・・・・・28, 29
甲状腺 ・・・・・・・・・・・・・・・・ 18
校庭 ・・・・・・・・・・・・・・・・・ 42
紅斑 ・・・・・・・・・・・・・・・・・ 68
五感 ・・・・・・・・・・・・・・・・・ 98
呼吸器官 ・・・・・・・・・・・・・・・ 19
国際食品規格委員会 ・・・・・・・・・ 27
国際放射線単位・測定委員会 ・・ 21
国連科学委員会 ・・・・・・・・・・・ 17

【さ】

最大許容線量 ・・・・・・・・・・・・・ 29
細胞分裂 ・・・・・・・・・・・・・・・ 67
暫定基準 ・・・・・・・・・・・・・・・ 26
残留物型 ・・・・・・・・・・・・・・・ 81

【し】

シーベルト ・・・・・・・・・・・・・・ 9
しきい線量（しきい値）・・・・・・・ 32
しきい値 ・・・・・・・・・・・・・65, 80
「しきい値なし直線（LNT）」モデル
・・・・・・・・・・・・・・・・・・・ 68
指示 ・・・・・・・・・・・・・・・ 101
自然放射性物質 ・・・・・・・・・・・ 35
自然放射線 ・・・・・・・・・・・・・・ 39
実効線量 ・・・・・・・・・・・ 12, 39, 51
実効半減期 ・・・・・・・・・・・・・・ 70
実効（有効）半減期 ・・・・・・・・ 6
実用量 ・・・・・・・・・・・・・・・・ 14
自発核分裂反応 ・・・・・・・・・・・ 37
遮蔽 ・・・・・・・・・・・・・・・・・ 5
修復機能 ・・・・・・・・・・・・・・・ 69
修復作用 ・・・・・・・・・・・・・・・ 33
生涯線量 ・・・・・・・・・・・・・・・ 88
情報 ・・・・・・・・・・・・・・・ 101
状況判断 ・・・・・・・・・・・・・・ 101
食塩 ・・・・・・・・・・・・・・・・・ 77
職業被ばく ・・・・・・・・・・・・・・ 29
食品 ・・・・・・・・・・・・・・・・・ 40
神経系の障害 ・・・・・・・・・・・・ 68
人口動態 ・・・・・・・・・・・・・・・ 92
神社境内・空き地 ・・・・・・・・・ 42
新陳代謝 ・・・・・・・・・・・・・33, 67

【す】

刷り込み ・・・・・・・・・・・・・・・ 98

【せ】

生活破壊 ・・・・・・・・・・・・・・・ 97
青酸 ・・・・・・・・・・・・・・・・・・ 76
青酸カリウム ・・・・・・・・・・・・ 76
生物学的半減期 ・・・・・・・・ 6, 70
セシウム ・・・・・・・・・・・・18, 52
専門家 ・・・・・・・・・・・・・・・・・ 99
線量限度 ・・・・・・・・・・・・・・・ 30
線量・線量率効果係数 ・・・・・・ 91
線量当量限度 ・・・・・・・・・・・・ 30
線量目標値 ・・・・・・・・・・・・・・ 27

【そ】

相対リスク ・・・・・・・・・・・・・・ 71
組織加重係数 ・・・・・・・・・・・・ 15
組織反応 ・・・・・・・・・・・・・・・ 67

【た】

耐用1日摂取量 ・・・・・・・・・・ 80
耐容線量 ・・・・・・・・・・・・・・・ 29
ただれ ・・・・・・・・・・・・・・・・・ 68
短寿命子孫核種 ・・・・・・・・・・ 20

【ち】

地域差 ・・・・・・・・・・・・・・・・・ 41
チェルノブイリ事故 ・・・・・・・・ 77
地球磁場 ・・・・・・・・・・・・・・・ 42
致死量 ・・・・・・・・・・・・・・・・・ 76
中性子 ・・・・・・・・・・・・・・・・・・ 4

【つ】

追加的線量 ・・・・・・・・・・・・・・ 29

【て】

電子 ・・・・・・・・・・・・・・・・・・・ 4
電離（性）放射線 ・・・・・・・・・・ 2

【と】

等価線量 ・・・・・・・・・・・・・・・ 12
透過力 ・・・・・・・・・・・・・・・・・・ 4
東北地方太平洋沖地震 ・・・・・・ 97
トリウム ・・・・・・・・・・・・・・・ 38
トリウム系列 ・・・・・・・・・・・・ 35
トリチウム ・・・・・・・・・・・・・・ 37
どんど焼き ・・・・・・・・・・・・・・ 57

【な】

内部被ばく ・・・・・・・・・・・・・・ 16

【に】

二次宇宙線 ・・・・・・・・・・・・・・ 37
日変動 ・・・・・・・・・・・・・・・・・ 41

【ね】

ネプチニウム系列 ・・・・・・・・・ 35
年間線量 ・・・・・・・・・・・・・・・ 88

【は】

吐き気 ・・・・・・・・・・・・・・・・・ 68
白内障 ・・・・・・・・・・・・・・・・・ 32
発がん ・・・・・・・・・・・・・・・・・ 65
発がんリスク ・・・・・・・・・・・・ 31
白血病 ・・・・・・・・・・・・・・・・・ 69
半減期 ・・・・・・・・・・・・・・・・・・ 6
半致死量 ・・・・・・・・・・・・・・・ 78

【ひ】

非系列核種 ・・・・・・・・・・・・・・ 35

109

非専門家 ・・・・・・・・・・・・・ 99
ヒ素（As）・・・・・・・・・・・・・ 75
ビタミンＡ ・・・・・・・・・・・・ 78
必須元素 ・・・・・・・・・・・・・ 75
飛程 ・・・・・・・・・・・・・・・・ 4
被ばくデータ ・・・・・・・・・・・ 90
皮膚 ・・・・・・・・・・・・・・・ 20
広島・長崎の原爆被爆 ・・・・・・ 99

【ふ】

風評被害 ・・・・・・・・・・・・・ 97
福島第一原発 ・・・・・・・・・・・ 97
付着 ・・・・・・・・・・・・・・・ 53
物理学的半減期 ・・・・・・・・・・ 6
物理量 ・・・・・・・・・・・・・・ 13
部分被ばく ・・・・・・・・・・・・ 68

【へ】

ベータ（β）線 ・・・・・・・・・・ 2
ベクレル ・・・・・・・・・・・・・ 8

【ほ】

防護基準 ・・・・・・・・・・・・・ 25
防護量 ・・・・・・・・・・・・・・ 14
放射性同位体 ・・・・・・・・・・・ 3
放射性ヨウ素 ・・・・・・・・・・・ 77
放射線加重係数 ・・・・・・・・・・ 14
放射性プルーム ・・・・・・・・・・ 50
放射線防護体系 ・・・・・・・・・・ 69
放射線量 ・・・・・・・・・・・・・ 4
放射能濃度 ・・・・・・・・・・・・ 9
ホルミシス効果 ・・・・・・・・・・ 33

【み】

ミューオン ・・・・・・・・・・・・ 37

【む】

無毒性型 ・・・・・・・・・・・・・ 80

【め】

名目リスク係数 ・・・・・・・・・31, 91
免疫機能 ・・・・・・・・・・・・・ 33

【も】

モニタリングポスト ・・・・・・・・ 50

【よ】

陽子 ・・・・・・・・・・・・・・・ 4
ヨウ素 ・・・・・・・・・・・ 18, 52, 77
預託線量 ・・・・・・・・・・ 13, 17, 70

【ら】

ラドン ・・・・・・・・・・・・・・ 19
ラドン含有温泉 ・・・・・・・・・・ 42
ラドン・トロン ・・・・・・・・・・ 40

【り】

罹患率 ・・・・・・・・・・・・・・ 92
リスク ・・・・・・・・・・・・・30, 80
リスク型 ・・・・・・・・・・・・・ 82
流言飛語 ・・・・・・・・・・・・・ 102
リンパ球 ・・・・・・・・・・・・・ 68

【る】

累積線量 ・・・・・・・・・・・・・ 88

●● あとがき ●●

　昔, 「空気と水と放射線の類似点はどこか」という質問を学生にしたと, 著名な先生から聞いたことがあります。答えは, 「3つとも, 地球上のどこにでもあり, それを避けることはできない。ただし, 空気と水がなければ地上の生物は生きていけないが, 放射線は突然変異を起こすことによって生物の進化に寄与している」といわれたように記憶しています。

　「放射線を正しく怖がる」ということがよくいわれます。「正しい知識を身につけて, 的確に判断し, 冷静に対処する」ということが求められます。このことは, 放射線だけに限りませんが, 放射線については, 特に, その感を強くします。

　「放射線の光と影」ということも, しばしばいわれます。昨今の状況は, 放射線の光は弱く, 影が強いように思われます。私は, 放射線は, 正しく使えば有用であり, 私たち人間にはその知恵があり, 利用できると確信しています。

　私たちは, 20世紀に2つのパンドラの箱を開けてしまいました。中に入っていたのは2つの「核」です。どちらも神の手にあると, つい先年までは思っていたはずです。しかし, 原子「核」を人の手で操作する技術と, 細胞「核」のDNAを操作して遺伝子の組換えをする技術を手にしてしまったのです。一度開いてしまったパンドラの箱をもとに戻すことはできません。私たちに求められているのは, 知り得た知識や習得した技術を封印したり, 忘却しようとするのではなく, よく使いこなしていくことだと思います。

　身近にあって, 切ろうにも切れない放射線をただ闇雲に忌み嫌うのでなく, 繰り返しになりますが, 放射線について正しい知識を身につけ, 状況を的確に判断し, 冷静に対処していきたいものです。

　最後になりましたが, 出版に際し, 医療科学社に感謝するとともに, 齋藤聖之氏には大変お世話になりましたことを記し, 謝意を表します。

著者略歴

下　道國（工学博士）

1966 年　名古屋大学工学部応用物理学科卒業

名古屋大学工学部助手

同助教授

岐阜医療技術短期大学（現岐阜医療科学大学）教授

放射線医学総合研究所内部被ばく・防護研究部長

同放射線安全研究センター長

藤田保健衛生大学（現藤田医科大学）衛生学部診療放射線技術学科教授

同学科長（2008 年退職）

現在　藤田医科大学大学院客員教授

空気と水と放射線

2019 年 10 月 22 日　第一版 第 1 刷 発行

著　者　下　道國 ©

発行人　古屋敷　信一

発行所　株式会社 医療科学社

　　　　〒 113-0033　東京都文京区本郷 3 − 11 − 9

　　　　TEL 03（3818）9821　　FAX 03（3818）9371

　　　　ホームページ　http://www.iryokagaku.co.jp

　　　　郵便振替　00170-7-656570

ISBN978-4-86003-113-8　　　　　　　（乱丁・落丁はお取り替えいたします）

本書の複製権・翻訳権・上映権・譲渡権・公衆送信権（送信可能化権を含む）
は（株）医療科学社が保有します。

JCOPY ＜（社）出版者著作権管理機構 委託出版物＞

本書の無断複製は著作権法上での例外を除き，禁じられています。
複写される場合は，そのつど事前に出版者著作権管理機構
（電話 03-5244-5088，FAX 03-5244-5089，e-mail: info@jcopy.or.jp）の
許諾を得てください。